孙鹿童　著

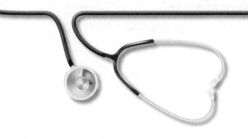

健康传播视角下的
信息沟通研究

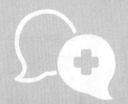

Research on Information
Communication from the Perspective
of Health Communication

新 华 出 版 社

图书在版编目（CIP）数据

健康传播视角下的信息沟通研究 / 孙鹿童著 .

北京：新华出版社 , 2024. 12.

-- ISBN 978-7-5166-7755-1

Ⅰ . R197.324

中国国家版本馆 CIP 数据核字第 2024VM3762 号

健康传播视角下的信息沟通研究

作者： 孙鹿童

出版发行： 新华出版社有限责任公司

（北京市石景山区京原路 8 号　邮编：100040）

印刷： 捷鹰印刷（天津）有限公司

成品尺寸： 170mm×240mm　1/16　　　**印张：** 16.25　　**字数：** 210 千字

版次： 2025 年 1 月第 1 版　　　　　　　**印次：** 2025 年 1 月第 1 次印刷

书号： ISBN 978-7-5166-7755-1　　　　　**定价：** 88.00 元

微店

视频号小店

抖店

京东旗舰店

请加我的企业微信

微信公众号

喜马拉雅

小红书

淘宝旗舰店

扫码添加专属客服

目 录

第一章

健康信息沟通的重要意义

一、研究背景

健康信息沟通在现代社会中扮演着至关重要的角色，它不仅关乎个体的健康意识和行为改变，还直接影响整个社会的福祉和医疗体系的效率。通过有效的沟通，我们能够提高公众对健康问题的认识，促进健康行为的养成，从而预防疾病的发生。这种预防措施不仅减少了医疗资源的消耗，还提升了人们的生活质量，有助于疾病的早期诊断和治疗，提高治愈率和增强治疗效果。健康信息的传递与医疗双方的良好沟通在提升医疗服务的质量、减少医疗错误、支持患者更好地管理自身的健康状况等方面都发挥着极其重要的作用。患者对自身状况的了解和参与可以提高治疗的依从性，减少不必要的医疗干预。此外，健康信息的普及对于减少健康不平等、确保绝大多数人能获取必要的健康知识和服务来说也是至关重要的。例如，某些偏远地区和医疗资源匮乏的社区，往往因为信息闭塞而面临更大的健康挑战，那么基本的、有效的健康信息沟通能够在很大程度上降低治疗成本，事实上，医疗保健、健康生活方式、就医指南、健康科普等方方面面的健康信息资源，其传递与接受借由互联网传播而展开，很少受到时空的限制，进而可以减少资源的不平等。

健康信息沟通还对公共卫生政策的制定和公共卫生危机的应对具有重要影响。社会公众对于健康信息的浏览、媒介内容消费，以及围绕健康信息的行为转变等，能够为政策制定者提供数据支持，帮助他们理解公共卫生需求并制定有效的政策。特别是在流行病或其他健康危机期间，及时准确的健康信息沟通对于控制疾病传播和保护社会公众健康至关重要。这种沟通有助于快速响应，减少恐慌和误解，确保公共卫生措施得到有效执行。

有效的健康信息沟通有助于早期发现和干预，继而可以显著降低治疗成本，减少患者的痛苦，并且提高患者的生存率和生活质量。健康信息沟通是维护和促进个人及公共健康的关键因素，对于构建一个更加健康和谐的社会具有不可估量的价值。它不仅关系到个体的健康和福祉，还关系到整个社会的健康水平和经济发展。

健康信息沟通对于就医和医疗过程来说是至关重要的，关于疾病、治疗方案、医学基本知识的沟通，如果顺畅有效，则会在整个治疗以及健康促进的过程中起到正向的积极作用。近十年，我们在新闻报道和社交媒体上看到的医疗纠纷事件、医者和患者之间的沟通不畅，或许是造成纠纷事件出现的原因之一。

2018 年 8 月，国务院颁布《医疗纠纷预防和处理条例》，自 2018 年 10 月 1 日起施行。这一条例的公布，将医疗纠纷预防和处理工作全面纳入法治化轨道，保护医患双方合法权益，维护医疗秩序，保障医疗安全，从制度层面推进医疗纠纷的依法预防和妥善处理，着力构建和谐医患关系，促进我国医疗卫生事业持续健康发展。[①] 从制度层面对医者、患者及其行为予以法治化监管，说明了医患关系及其辐射出来的公共健康领域的社会现象成为重要社会议题。社会公众在就医、咨询以及各类健康信息的搜寻与接触等方面的传播活动，是社会公众与各类健康信息沟通的渠道。随着医疗改革的不断深入，公共领域内的健康信息需求持续增加，健康信息传播的参与者与实践者也逐年增多，健康信息沟通呈现出新的特点和趋势。健康信息沟通，涉及医疗机构日常运行及医者责任、社会公众的健康素养、医疗制度的更新完善等多个方面，可以说，健康信息沟通的质量直接影响患者的治疗效果、医生的工作积极性以及整个医疗系统的运作效率。

近年来，医患关系已得到大幅度改善。然而，医疗资源与就医需求的不匹配仍然给医师带来高强度的工作压力。根据清华大学社会科学学院中国社会调查与研究中心和中国医师协会人文医学专业委员会联合发布的《2021 医师调查报告》，医生面临科研压力和高工作强度成为最大的压力源。尽管超过 80% 的医生几乎从未遇到过医患冲突，但半数以上的医师认为当前医患关系"紧张"或"非常紧张"。此外，65.40% 的医师认为社会公众对医师存在误解，感受到舆论压力大，且认为医护人员的合法权利难以保障。有效的、稳定的、持续的健康信息沟通对于提升社会公众对医师的理解度以及引导相关媒体报道的正向舆论走向来说，均会有较为显著的影响。

作为健康传播领域的重要议题之一，健康信息沟通不仅仅是一个

[①] 新华社. 李克强签署国务院令公布《医疗纠纷预防和处理条例》[EB/OL]. (2018-08-31) [2020-05-01]. http://paper.people.com.cn/rmrb/html/2018-09/01/nw.D110000renmrb_20180901_1-03.htm.

个体层面的问题，更牵涉整个社会的健康和公共卫生。许多行之有效的措施对于降低沟通成本和削减障碍起到了关键作用，如加强医患沟通培训、提高医生的职业素养和情绪管理能力、建立更为完善的医患纠纷解决机制等。对于医生面临的工作压力，可以通过优化医疗体制、提高医疗资源配置效率、改善医生的工作条件等方面入手，从而减轻医生的工作负担，提高工作满意度。因此，健康信息沟通，不仅存在于患者与医生之间的互动，还反映了整个社会对医疗体系和医务人员的认知和期望。深入研究医患之间的互动、沟通和信任等因素，应是健康信息沟通研究中的关键一环，而和谐医患关系的建立与长效有序的维护，需要各方协作以及多学科策略建议研究的联合力量。这是一个关系到个人、社会和国家方方面面的复杂议题，引起了学术界的广泛关注。这一议题涉及多个学科领域，若要全面理解健康信息沟通的本质和影响因素，就要进行跨学科多领域的协作研究。

总体而言，健康信息沟通是一个系统性、复杂性的议题，需要医疗机构、政府、患者和医护人员共同努力，形成合力。通过深入研究以医患沟通、健康科普、互联网医疗为代表的健康信息沟通的各个层面，可以为未来的和谐医患关系建设和医疗体系的升级提供有益的经验和建议。通过加强沟通、提高公众健康素养水平、共同促进医患关系的良性发展，最终开创社会医疗水平全面提升和医患共赢的局面。在如何促进医患的良性沟通以及在更广泛的意义上促进健康信息的准确传递的问题上，应用型学术研究起着关键的作用。这关系到患者和医生之间的关系，更关系到整个社会的健康素养水平。

健康信息沟通可以折射出复杂的社会关系，它包括患者和医生两个主体，更涉及社会公众与医疗体系之间的动态关系。通过对这一议题的聚焦式研究和深入分析，我们有望窥探更基础的社会结构性难题，了解社会公众与医疗体系之间的互动和影响。在当今深度媒介化的社会生活中，健康信息沟通已经不再局限于诊室中的面对面交流。媒介化社会特点的突出使得大众媒体、数字化交互媒体、社会化媒体等媒介成为医患沟通的重要桥梁和渠道。在中国语境下，因文化、社会制度和传统观念等因素的影响，媒介化的健康信息沟通问题更加复杂。因此，从媒介化的角度出发，深入研究媒介因素对健康信息沟通的影响，对于增强沟通效果具有重要的理论价值和实践价值，不仅可以为改善社会关系提供具体的建议，也可以为医疗健康公共事业的发展提供有益的启示。

这本书计划以媒介化的医患沟通为切入点，通过拆分和详解在中国语境下媒介因素对健康信息沟通的影响，为实际操作和政策的制定提供可行性建议。将媒介视为社会公共治理的环节，以辐射医疗健康公共事业，有望为公共健康事业的改善和整个社会的健康发展做出积极贡献。通过全面了解媒介因素在医患沟通中的作用，我们能够更加有效地应对当今数字化社会带来的挑战，促进健康信息的准确传递，提升公众的健康素养水平，从而实现更全面的社会健康治理。

二、健康信息沟通的内涵与外延

健康信息往往涉及健康、疾病等风险信息的提示或改善，可以说，健康信息沟通实则是围绕健康风险展开的沟通过程，涉及信息传播方和接收方。贝克认为，风险是在定义社会的过程中建立起来的。① 这个

---

① BECK U. Critical Theory of world risk society: a cosmopolitan vision [J]. Constellations, 2009, 16(1): 3-22.

过程在公共讨论的传播中产生，在传播性的社会语境下进行，众多行动者参与其中，包括专家和来自社会各个领域的公共关系成员，如科学家、政治家、律师、社会运动以及大众媒体。媒体在支持和放大爆发式叙事及其相关的公众情绪方面扮演着重要角色。[①] 具体到健康信息沟通，大众媒体关于医疗事件、健康议题的报道在很大程度上影响着公众对于医患关系、健康概念的认知和解读，以及由此关系引发的社会情绪的认知和传播。

几十年来，如环境信息研究、媒体研究、疾病管理等与健康沟通信息研究相关的应用学科蓬勃发展。根据美国国家研究协会风险认知与沟通委员会的报告（1989 年），风险信息沟通可以定义为在个人、群体、机构之间交换信息和意见的互动过程。它包括各类风险本身的多重信息，然而，关于健康、疾病、环境等的信息沟通过程不仅关于公共风险本身，还包含关切、观点以及对于相关信息的行为反应，或是公共管理中的法律和机构性作为等多种因素。[②] 基于此，健康信息沟通的目标是让当事者、消费者甚至社会公众理解一个基于某个健康议题考量所做出的决定背后的基本原理，之后他们可以根据自己的认知和理解，作出基于个人利益和价值观的判断。这就意味着健康信息沟通不单单是针对某一个具体事件或活动的参与和处理能力，更是帮助社会公众参与公共议题讨论、法律规制、健康决策制定的能力。健康信息沟通的过程应包含不同利益相关群体，是一个长期的、持续的沟通

---

① BECK U. Risk society: Towards a new modernity [M]. London: Sage, 1992:32.

② CHARLEBOIS S, SUMMAN A. A risk communication model for food regulatory agencies in modern society [J]. Trends in Food Science & Technology, 2015 (45): 153-165.

过程。

（一）健康信息沟通的基本问题

从诊室交流、就医指南，到医疗健康科普和疾病预防等，健康信息涉及多元面向和多元议题，其沟通过程关涉医疗机构、就医者、媒体平台、社会公众。关于信息沟通的研究具有较强的实践性，各类信息的沟通需要为获取较好的沟通效果而服务，因此，各类公共机构、企业组织等希望通过学理化的策略建议，为其公共信息沟通工作提供有力的支撑。然而，公共信息沟通的理论研究与沟通实践之间的衔接依然是不够顺畅的，于是，学者卡斯帕森提出了关于潜在风险沟通的四个关键问题，以此作为对几十年来该领域研究者和实践者的回应和反思。借由这一理论贡献，我们可以引导自己去思考健康信息沟通研究需要回答或解决的基本问题应该包含什么。

卡斯帕森提出的第一个问题：信息沟通中重大的成功和失败经历给我们留下了怎样的经验和教训？他认为根据以往的经验，无论是禁烟运动还是高辐射废弃物的处置问题等，此类关涉公共议题的沟通最重要的是坚持，这是一个需要长期努力的过程，这也意味着健康信息沟通所需要的资源和时间远比政策制定者、管理者预期的多很多；另外，健康信息沟通的范畴要更加广阔和丰富，囊括政策、决策制定考量的各方事物。

第二个问题：如何更好地与政策制定者和社会公众沟通如健康、环境等议题的不确定性？卡斯帕森认为，经验表明，决策者和社会公众并不需要某个议题或话题可能引发的全部不确定性，而是更需要了解潜在威胁的严重性以及对它的处理；同时，利益相关者价值体系中的不确定性要放入潜在风险评估和管理的考量之中。

第三个问题：社会信任度的降低给我们管理公共议题的不确定性带来了怎样的影响？社会信任一旦失去，则很难重建。卡斯帕森认为，要投入更多的时间和精力来增强沟通效果以及建立信任关系，而这个过程中需要更加多元化的参与者和行动者，使信息沟通的过程具备考量多元利益和立场的可能性和能力。

卡斯帕森在前三个问题的回应和反思中提出了一些公共信息沟通的准则：信息沟通的实践过程要更加持久，要投入更多的金钱，需要长远的目标；过去，健康信息沟通的重点、方式方法以及内容，通常具有明显的专家视角特点；而现在，沟通的范畴要扩展，将各种可能改变社会情绪和利益碰撞的议题纳入其中，那么，决策者和管理者在决策时要根据多元化的价值观深化决策分析；如果信息的不确定性很高，则需要更多的沟通，并且要确定在一定时间范围内哪些不确定因素可以减少或不会减少。[①]

在卡斯帕森提出总结反思的问题之后，有学者在社会不确定性的问题中特别加入媒体因素的考量，聚焦于更加具体的研究问题，即我们应该如何通过与媒体的有效合作以更有效地沟通潜在风险的不确定性，如媒体应如何报道地震、公共卫生事件等来帮助公众做好应对措施。根据上述四个基本研究问题，我们发现，其观察研究最直接的地方是指出了理论与实践鸿沟的长久存在导致风险沟通的实践效果无法跟上该领域的理论研究，也就是说风险沟通的实际效果并没有像理论研究那样蓬勃发展。理论研究向实践转化、信息沟通与风险管理实践融合

---

① KASPERSON R. Four questions for risk communication [J]. Journal of Risk Research, 2014, 17(10): 1233-1239.

是此类实用研究的必然走向；另外，关于疾病风险的不确定性，以及社会公众对健康信息的接触与感知的研究，需要来自行为科学研究的帮助，以此，健康信息沟通的效果才能够得以显现。也就是说，健康信息沟通的研究路径逐渐具有跨学科、多领域不断融合的特点，沟通者和管理参与者的极大多元化成为必然趋势。①

　　然而，针对实际沟通的有效性问题，有学者反驳了卡斯帕森提出的通用准则，认为："公共传播的有效性是具有社会文化性的偶然事件，它是由多种具有社会因素和历史因素的想法、实践目标以及人为行为共同组成的。"②那么，沟通是否有效，以及效果如何，要放在实际的社会文化语境之中进行考查，而针对实际效能的提升策略才能落地。从历史经验来看，工业界或管理者在面对潜在健康风险和危机的时候，很长一段时间里选择忽略社会公众，他们的目的是保护社会公众，而不是让其参与其中。③然而，随着信息流通逐渐透明化与便捷化，社会公众开始在健康认知和健康管理、公共卫生事业的决策监督方面扮演越来越重要的角色。所以，学界和业界普遍认同的是，有效的、负责任的健康传播是包括社会公众在内的相关利益群体沟通合作的结果。

---

① BOSTROM A. Progress in risk communication since the 1989 NRC report: response to "four questions for risk communication" by Roger Kasperson [J]. Journal of Risk Research, 2014, 17(10):1259-1264.
② WARDMAN J. Sociocultural vectors of effective risk communication[J]. Journal of Risk Research, 2014, 17(10): 1251-1257.
③ COVELLO V, PETERS R, WOJTECKI J, et al. Risk communication, the west nile virus epidemic, and bioterrorism: responding to the communication challenges posed by the intentional or unintentional release of a pathogen in an urban setting [J]. Journal of Urban Health: Bulletin of the New York Academy of Medicine, 2001, 78(2).

因此，我们可以更加清晰地认识到，健康信息沟通是一个受到社会文化因素及不同利益群体影响的意见交换的互动过程。

（二）健康信息沟通理论模式

涉及健康、公共卫生等方面的信息以不可预测的复杂方式影响我们每个个体。那么，对这类信息的认知解读以及如何进行有效沟通的理论模式研究成为众多学科相关研究中的重要领域。

公共传播研究领域的学者科万罗（Covello）等根据相关理论文献，分析并诠释了风险沟通的四种理论模式，分别是风险感知（risk perception）模式、心理噪声（mental noise）模式、消极主导（negative dominance）模式以及信任决定（trust determination）模式。

通过各类关于健康、医疗、环境等信息的传播与沟通，人们会感知到疾病、自然灾害、公共卫生事件等方面的潜在风险和对自身的潜在影响。感知模式认为个人在感知潜在的风险时会受到无数因素的影响，如自愿性、平等性、不确定性、是否可消除、起源等。这些因素改变着人们对相关信息的心理反应和行为反应，并影响人们担忧、愤怒、焦虑、恐惧等情绪的程度。[①]

心理噪声模式主要研究在感受到压力的情况下人们如何处理相关信息。心理噪声模式认为，"当人们接收到一个使自己认为产生负面情绪的信息而处于高焦虑的状态之时，例如看到流行病感染率增高等

---

① COVELLO V, SANDMAN P. Risk communication: evolution and revolution [J] // WOLBARST A. Solutions to an environment in peril. Baltimore: John Hopkins University Press; 2001: 164-78.

相关新闻信息,他们有效处理信息的能力就会削弱"[1]。然而,如果有能力运用认知图谱和心理学理论模式来理解风险,那么沟通者所提供的信息就比较容易被理解和接受。换句话说,心理噪声模式强调了了解社会公众面对信息时心理状态的重要性,认为理解社会大众对健康、环境等公共议题的认知理念,可以帮助传播者和沟通者将技术性或学术性的概念转化为社会公众可以理解的信息。[2]

消极主导模式的基础是现代心理学的中心原理:当人心烦意乱的时候,会更加看重损失和其他消极信息,而不是正面和积极消息上面。[3]从这个视角来看,健康信息沟通一旦引起了接收者的消极情绪,则很难实现健康引导、健康促进等实际目标,那么,流行病传播与预防、防治慢性病等具体的健康信息在传递时,不应只聚焦于有可能引起恐慌情绪的负面内容,而应该与大量的、积极的、关于阐述如何解决问题的信息相互平衡。说得更通俗一点,健康信息沟通最有效的方式是关注已经做过的事情和取得的成果,而不是对那些还没做的事物的夸

[1] BARON J, HERSHEY C, KUNREUTHER H. Determinants of priority for risk reduction: the role of worry [J]. Risk Analysis. 2000, 20(4):413-28.

[2] FISCHOFF B, BOSTROM A, QUADREL M. Risk perception and communication [J] // DETELS R, MCEWAN J, BEAGLEHOLE R, et al. Oxford textbook of public health: the methods of public health, 4th ed. New York: Oxford University Press, 2002.

[3] GLIK D. Risk communication for public health emergencies [J]. Annual Review of Public Health, 2007, 28(1):33-54.

大和着墨。①

社会公众信任的建立与维系是保证健康信息传播和沟通策略的基础。信任决定模式正是对于社会信任的探讨。信任决定模式认为当人们处在生气的状态，他们通常不会信任权威部门，因此，建立良好的信任不可能一蹴而就，而是要在日常的沟通实践中稳固基础。突发情况出现时，由于良好的日常沟通而积累的公众信任将显著提升健康传播的效能。

科万罗等学者总结这些理论模式之后，不同领域的研究者逐渐开始将研究重心转向信息能否落地的实际效应，更明显地侧重于文化以及社会因素对于社会公众接受和处理风险信息的重要性上。对待同一个公共议题，不同的个体和群体会有不同的价值取向和利益观点，对于该信息的潜在影响的解读和侧重点都会有所不同。② 社会因素和文化因素在信息沟通中可能扮演着不同的角色，而关涉健康信息的沟通与传播，更是一个信息来回流动的互动过程，为社会、文化因素发挥作用提供了传播空间。也就是说，健康信息沟通的策略、效果及面临的障碍都要放在具体的社会语境中进行考查。不同的社会结构和社会文化环境造就了极具差异性的公共传播空间。

除上述四种理论模式外，卡斯帕森等研究者提出的风险的社会放

---

① COVELLO V, PETERS R, WOJTECKI J, et al. Risk communication, the west nile virus epidemic, and bioterrorism: responding to the communication challenges posed by the intentional or unintentional release of a pathogen in an urban setting [J]. Journal of Urban Health: Bulletin of the New York Academy of Medicine, 2001, 78(2).

② JOFFE H. Risk: from perception to social representation [J]. British Journal of Social Psychology , 2003, 42(1):55-73.

大框架范式（social amplification of risk framework, SARF），极大助力了健康传播、环境传播、科学传播等领域的实践研究。卡斯帕森等学者将社会公众对某一个特定公共事件会有过激反应的趋势描述为"社会放大"。SARF 认为，与某个公共议题或社会事件相关的潜在风险信号通过包括大众媒体在内的社会放大站的作用而变得更强或更弱，并导致涟漪效应，从而影响相关群体、产业乃至整个社会。有学者指出，当大众媒体以夸张或耸人听闻的手法刊登某些未经事实证明的研究结果，就会导致社会放大效应的出现；[①] 另外，这些具有公共引导能力的社会放大器（环节）也有可能成为矫正某些风险评估偏差的机制，[②] 强调了社会环境和社会文化因素在健康信息沟通中的重要作用。同时，社会放大器（环节）也有可能以相反的方式产生结果，即削弱信号——当某一潜在风险的严重性被低估时，人们会认为这些信息或信号是警告式的"积极偏差"。社交媒体时代的来临，对社会放大器效应产生了巨大的影响。社交媒体的易接近性和海量储存能力使得一个地方性的事件迅速成长为全国性事件，从而影响更大范围内的网络用户，或者说利益相关者。[③] 多样性的网络平台为社会公众交流和信息消费提供了跨越时空限制的数字空间，无限的交流也致使媒体机构、社会组织、个体用户等均参与其中，带来放大效应。

学者达科特（Duckett）和巴斯比（Busby）将 SARF 解读为一种"行

---

① LOFSTEDT E. How can we make food risk communication better: where are we and where are we going? [J]. Food Risk Communication, 2006, 9(8), 869-890.

② KASPERSON R, RENN O, SLOVIC P, et al. The social amplification of risk: a conceptual framework [J]. Risk Analysis, 1988, 8(2): 177-187.

③ CHUNG I. Social amplification of risk in the internet environment [J]. Risk Analysis, 2011, 31(12): 1883-1895.

动者"模式（actor's model），认为该理论框架挖掘了一系列社会因素来补充解释和洞察世界的方法，部分因素的行动可以推动某些特定情况的展开而忽略其他事物，通过这样的方式，风险得到放大或缩小。然而，SARF 模式并未对经由社会放大的信息或信号应当如何处理、如何修正等实际问题进行阐述。因此，上述两位研究者在 SARF 的基础上，提出了风险放大作为社会归因的理论框架（Social Amplification as Social Attribution，SASA），将特定信息沟通的社会放大过程看作一个归因过程，从而通过某些特定的、主导着放大效应的叙事方式或沟通方式，寻找修正和改善公共争论的路径和策略。[①] 例如，在流行疾病传染率较高的时间内，那些刻意渲染恐慌情绪的社交媒体用户，或是关于病毒感染率、疾病治疗等方面的虚假信息，被看作可以放大某些风险的传播节点，而官方机构和专业新闻媒体对虚假消息的辟谣和透明化的新闻发布等，正是通过对于具有社会放大效应的传播行为的修正，从而带来特定的结果，即关于流行病等健康知识和相关信息的传递和公众沟通。这样一来，健康信息传播过程中的放大效应被视为归因过程，权威机构等沟通者在对这一环节过程的修正和回应中扩散影响，那么，被社会放大器扩大或削弱的信号就不是一种结果，而有可能是公共沟通的阻力和障碍出现的原因。因此，SASA 可以成为研究如何缓解和破除公共争议的社会理论工具。

（三）健康信息沟通的实践策略与指导原则

如何进行有效的沟通是健康信息沟通的基本要义和最终目的，因

---

① DUCKETT D, BUSBY J. Risk amplification as social attribution [J]. Risk Management, 2013, 15:132-153.

此，沟通策略和实践指导原则也是该领域研究的重要内容。

在全球范围内，针对预防传染疾病的沟通策略和实践原则是最常见的。2002 年，美国疾控中心出版了《危机与突发事件信息沟通》，分别对风险沟通概念及生命周期、危机心理、信息与社会公众、危机传播计划进行了系统性的阐述。 2014 年，该文献的新修订版面世，打破了原有的模块化阐述，增加了发言人、媒体合作、利益相关者沟通、政府与地方相关机构角色等更为细节化的、具有操作性的内容。书中提出，在任何公共事件中，你需要传播的信息应该应用 STARCC 原则——简单（simple）、及时（timely）、准确（accurate）、相关（relevant）、可靠（credible）、一致（consistent），并提出危机与突发事件信息沟通的终极六原则——争做第一、准确、可信、引起共鸣、推动行动以及表示尊重。[1] 围绕公共卫生事件展开的健康信息，是关涉社会公众的突发事件的信息沟通中最重要的组成部分之一。我们可以从他国疾控中心的实操手册中借鉴经验，但也必须结合我们的实际情况。重要的是，我们应该意识到，准确，可信，及时，并且让社会公众听得懂、看得明白是健康信息沟通的关键。

2007 年，学者高利克（Glik）的综述研究综合了多份关于突发情况下信息沟通的指导性文件，她发现这些内容多数缺少具体突发事件中有效沟通的系统性评价，因此提出了一系列可供沟通者或相关机构部门参考的指导原则，例如，信息持续性的重要性、信息的准确性是一切实践的基础，包含指导或建议行为的内容必须是具体的，相关信

---

[1] CENTERS FOR DISEASE CONTROL AND PREVENTION. Crisis & emergency risk communication: by leaders for leaders [R]. Atlanta, GA: Centers for Disease Control and Prevention, 2002.

息要根据不同受众的群体特征而做相应调整，沟通的信息需要在突发事件发生前进行前期检验等。①

2008年，苏格兰健康保护协会发布了名为"健康风险的公众沟通"的手册，该手册搜寻了全球范围内的相关文献，集合了定义、原则及针对从事公共沟通工作者的训练等内容，旨在阐述和提供沟通的最佳实践策略。这份文献的视角更具欧洲地域化的特点，它的目标读者是英国国家健康服务体系的工作人员、合作机构以及专业媒体等。

除应急管理部门的实战策略指导外，理论研究者同样关注提升信息沟通有效性的策略、方法论和改善路径等。学者沙勒布瓦（Charlebois）和苏曼（Summan）总结出公共信息沟通策略的核心原则——公开性、透明性、独立性、及时反映、公众意见、公众参与、利益相关者参与、消费者认知因素的考量。②

就上述列举的文献中关于有效沟通的指导原则和策略的探讨，我们可以提炼出一些共性的内容：良好的公共沟通包括目标受众的参与和交流，利益相关者的参与十分必要；清晰的目标、信息的持续性、透明权威的决策是公共沟通有效性的保证；有效的信息沟通不仅是提供信息，还要有关于某一潜在危害的严重性、重要性和可控性的解释和不确定性的传播。

---

① GLIK D. Risk communication for public health emergencies [J]. Annual Review of Public Health. 2007, 28(1): 33-54.
② CHARLEBOIS S, SUMMAN A. A risk communication model for food regulatory agencies in modern society [J]. Trends in Food Science & Technology, 2015(45): 153-165.

（四）媒介研究是健康信息沟通的主要研究路径

当某个关涉健康议题的公共事件发生时，大量的媒体报道、涉事机构部门的应对行为以及社会各界的不同反应，都为健康信息沟通研究提供了具体素材，这些具体的案例和经验引发研究者和实践者的持续总结、反思和探讨。从传染性疾病到自然灾害引发的公共卫生问题，再到慢性病治疗预防与日常生活的健康科普，都为健康信息沟通的研究和实践带来了机遇和挑战。

在研究路径方面，媒体研究已成为健康信息沟通的主要研究路径之一。通过对各类报道的对比分析、内容分析、话语修辞分析等，研究者可以从大众媒体的健康议题呈现中总结出媒体报道规律。媒体在与公众的健康信息沟通中占有十分重要的地位，因而成为健康传播领域关键的研究对象和合作环节。

我们把视野提高至公共传播的视域，媒体在公共议题的引导和讨论中起到了关键作用。通过媒体传播，某些事务会成为公众关切的公共议题，进而带来涟漪效应。例如，20 世纪 70 年代激增的环境新闻报道就使环境保护成为一个社会主流话题，并把活跃于科学界和环保人士中的关于环境危机的讨论带入了公众视野。国外学者选择 1970—2010 年包括《华盛顿邮报》《纽约时报》在内的 7 份报纸的环境新闻，根据把关人理论和议程设置理论对这一时间段内的 2000 多个新闻样本进行内容分析。研究发现，这些报纸的环境报道体现了风险 / 利益、自然 / 人为、熟悉 / 新鲜、强制 / 资源、可控 / 不可控、信任 / 不信任等多个风险感知维度，其中，政府人员、科学家是最主要的信息来源；另外，全国性报纸的环境报道多与政策相关联，而地方性报纸新闻属于比较单纯的环境报道。①

　　一项针对法国罗纳河化学水污染的媒体报道研究表明，通过分析媒体话语呈现及公共议题的信息规律，可以评估判断一个社会问题是如何出现在公众舆论场上的；并且，媒体在科学界、政策与社会公众之间扮演着重要角色，媒体报道有可能帮助公众舆论迅速理解和适应关于应对风险和危机的公共决策。② 还有一些学者在对某一环境或健康事件的媒体进行研究后发现，媒体话语对相关利益者声音的呈现不够多元，比较常见的是将两种较为极端的观点的声音对立起来，社会公众的声音较少出现在媒体报道中，而那些被过度强调的权威信息来源通常是带有政治色彩和组织倾向性的。③ 事实上，公共信息沟通作为整个公共管理过程中的决策步骤之一，其传播沟通实践活动应当包含两个必要的成分——信息的公开透明和决策制定过程中多元角色的广泛参与，然而，在现阶段，上述两个部分在媒体传播的公共议题中的表现力度却十分有限。媒体作为公共信息沟通的关键环节，其业务实践有可能成为科学技术、公共政策制定与社会公众沟通的桥梁，政治、社会文化以及地域因素牵涉其中。而如何发挥媒体在公共信息沟通中

① RANTHAM S, VIEIRA JR E. Risk dimensions and political decisions frame environmental communication: a content analysis of seven U.S. newspapers from 1970 - 2010 [J]. Applied Environmental Education & Communication, 2013, 13(2): 91-98.

② COMBY E, YVES-FRANÇOIS LE LAY, PIÉGAY L. How chemical pollution becomes a social problem. Risk communication and assessment through regional newspapers during themanagement of PCB pollutions of the Rhône River (France) [J]. Science of the Total Environment, 2014(2): 100 - 115.

③ HALL S. Representation: cultural representations and signifying practices [M]. London: SAGE Publications, 1997.

的桥梁作用，也是公共传播研究的一大要义。

　　媒体是社会信息的重要来源，非专业的媒体和个人影响者以耸人听闻的手段讲述人为灾害和自然灾害，此类信息的泛滥在当今社会已经是一个普遍现象，我们已经不能否认这样的传播现象的存在，面对公共空间中传播的夸张的、虚构的等各类信息，我们需要考虑的是如何与主流权威的媒体平台共同协作，这些媒体平台在整合公众价值方面表现突出，因此，我们要思考如何借助它们的力量，将关乎社会公众生活的不确定性以有意义的方式传递给社会公众。① 在社会发展深度媒介化的当下，媒体机构及平台的作用和影响力越来越大，特别是在信息爆炸的数字化、智能化的媒体时代，正如卡斯帕森等人的社会放大框架所阐述的，媒体对公共信息的传播和放大，在很大程度上影响着社会公众关于包括健康和环境在内的公共议题的认知，进而进一步影响公共决策和社会治理。

　　在大多数情况下，与媒体打交道都是公共信息沟通策略的重要环节，事实上，公共管理相关部门以及沟通者都要主动或被动地接触媒体。社会公众有知情权，而媒体正是向社会公众传递信息的最关键的渠道。了解大众媒体的需求和利益视角对于成功的沟通过程至关重要。② 同时，与媒体积极合作也会避免由于信息真空导致的肆意猜测和消极推断。无端的猜测极易造成社会恐慌情绪，从而使得信息沟通工作更难正确

---

① MCCOMAS K. Perspective on "four questions for risk communication" [J]. Journal of Risk Research, 2014, 17(10): 1273-1276.

② CENTERS FOR DISEASE CONTROL AND PREVENTION. Crisis & emergency risk communication: by leaders for leaders [R]. Atlanta, GA: Centers for Disease Control and Prevention, 2014.

推进。

　　媒体通常把向社会公众传递信息和监测社会环境视为自己的专业责任，无论其他社会机构是否帮助他们，媒体都会向社会公众提供信息，因此与媒体合作是想要与社会公众进行沟通交流的机构、组织或个人的利益需求，即将正确的消息传递出去。[①] 如何处理媒体在健康信息沟通中的功用，或者说如何通过合作，利用媒体提高健康信息沟通的有效性，是许多实践指南和文献研究中必不可少的内容。

　　国外的心理健康服务协会发布的健康与公众服务的沟通指南[②] 从信息、采访、记者等多个具体角度总结了沟通者（指政府公职人员）在健康信息沟通过程中与媒体合作的原则——确保信息真实准确和信息来源；尊重新闻规律，信息发布遵循从重要到次要的顺序；尊重记者，公平、礼貌地交流；认真倾听记者的问题，思考答案，不断表达你想要传递的信息；讨论你知道的事实，而不是你的想法；等等。这些具体的行为准则为沟通者与媒体合作交流提供了思路和指导，此类文献中的操作化建议是健康信息沟通实践需要研习的理论功课，而研究学者通过对此类文献的回顾，或许可以找到健康信息沟通理论研究向实践顺利转化的思路。

---

① THE HEALTH PROTECTION NETWORK. Communicating with the public about health risks——health protection network Scottish guidance [R/OL]. Glasgow: Health Protection Scotland, 2008 [2024-10-02]. https://publichealthscotland.scot/media/23104/2008-09-communicating-with-public-health-risks.pdf.
② SUBSTANCE ABUSE AND MENTAL HEALTH SERVICES ADMINISTRATION. Communicating in a crisis: risk communication guidelines for public officials [R/OL]. Rockville: SAMHSA Publication, 2019 [2024-10-02]. https://store.samhsa.gov/sites/default/files/pep19-01-01-005.pdf.

　　遇到围绕健康等公共议题的突发事件时，则要格外注意，通常情况下，危机管理者一方希望媒体展现的内容与媒体的实际报道是有区别的，这源于双方的社会责任与功能之间存在差异。因此，沟通者要明确一个事实，记者和新闻媒体会寻找不同的视角和解读方式，从而平衡突发事件报道中的各方声音；确保沟通方（如管理部门、医疗机构等）想要传递的信息清晰、一致，一旦出现媒体不实报道的情况，特别是虚假消息会危害社会公众时，一定要想办法第一时间将正确的消息传达给媒体和社会公众。

　　在新媒体流行特别是媒体智能化的趋势之下，关乎疾病健康等各类信息的传播速度、范围以及体量被无限扩大。社交网络媒体改变了健康信息的传播和沟通方式，这些信息以音频、视频、文字、图片等多媒体形式存在和传播。因此，健康信息沟通部门和组织应该有效利用社交网络、网络媒体平台，使网络化、数字化的传播实践成为危机处理和日常公众沟通过程的一部分，并把符合新媒体规律和特质的传播沟通方式发展为一项日常工作；利用社交媒体了解和倾听社会公众的想法；追踪并转发来自权威渠道的消息，巩固权威性和可信性。事实证明，在各类网络传播渠道建立起较为完整的传播矩阵的公共机构、社会组织等，在信息传递与沟通的有效性上会有不俗的表现。因此，越来越多的与医疗健康、公共卫生相关的机构或部门意识到了社交网络媒体在公共传播中的重要作用，许多政府组织和机构纷纷设立并运营其新媒体账号，这正是对"与媒体合作"这一关键策略的发展和延伸。当社交网络媒体与社会公众的日常生活产生越来越紧密的联系时，一批数量客观的学术研究开始关注公共信息沟通者如何利用各类社交网络媒体处理某一突发事件，或是分析其在健康、环境等公共议题中的沟通表现；以及社交网络媒体中的相关信息传播如何影响社会公众的信息感知、心理状态和行为反应。

我们可以说，健康信息沟通，并不是相关部门、涉事企业向媒体环节的单向传播，而是多元的健康信息，经由媒体中介与传播者和信息接收者之间的交流互动的双向沟通过程。因此，新闻媒体也会应用一些策略和原则，保证与健康议题相关的新闻报道的质量和时效性。例如，在面对公共卫生的突发事件时，英国广播公司 BBC 为新闻记者提供了以下采访原则。

（1）这个事件是什么？有多严重？影响到谁？

（2）这个事件的严重程度是怎么测量出来的？样本量多大？来源是否可靠？

（3）你是否告诉社会公众如何找到更多的相关信息？

（4）你能否找到一个比喻或类比，以使这个事件更易于理解（例如，就像喝一瓶啤酒同样大的风险）？

（5）报道的关注程度与事件的严重性成正比吗？我们的报道是否会提高或降低某种风险？

（6）我们可以用某一个突发事件为出发点来讨论其他潜在的危害吗（例如，火车安全性与道路交通安全性）？ ①

媒体是健康信息沟通中角色能动性的具体体现，只有沟通部门与媒体通力合作和互动，才有可能提高健康信息无碍且正确传播的可能性，而有效与科学的健康信息正是公共管理与社会治理环节对社会大

---

① HARRABIN R, COOTE A, ALLEN J. Health in the news: risk, reporting and media influence [M]. London: King's Fund, 2003:39.

众负责任的表现，也是健康信息沟通实践走向成熟的路径之一。

有学者认为，"公共信息沟通可以广义地理解为一个信息的相互交换过程，与公共议题本身和公共管理相关的个人、群体和机构组织参与其中。公共信息沟通实践是认识到公共议题具有主观和客观特质的过程。而对于其中不确定性与确定性的判断，是社会、文化、心理因素共同作用的产物"[①]。综上所述，健康信息沟通受到可预知/不可预知的、可控/不可控的等各种因素的影响。如前文所提到的，通过对公共信息沟通研究几十年的经验总结发现，这一领域的理论研究与实践效果转化之间依然存在着鸿沟，如何填补这一鸿沟，实现理论研究向有效沟通的转化是留给学者和实践者的共同挑战。因此，对具体社会语境中的健康信息沟通研究，是取得良好沟通效果的必要准备和前提条件。

三、健康信息沟通的外延

从狭义上来说，健康信息沟通就是指在医院诊室中医生与就医患者的面对面沟通，双方围绕病情、症状等进行交流，并获得阶段性的结果，如诊断、治疗方案或改善健康建议等。然而，结合上述文献和理论模式的积累，我们发现，健康信息沟通是一个长期的、变化中的社会过程，涉及多元行动者和利益相关者，因此不能以狭义范畴对其进行界定。本研究所指的健康信息沟通具有广义的外延。学者雷恩（Renn）提出的理论模型公共意见沟通的组织结构（图 1.1）可以解释

---

① SLOVIC P. Trust, emotion, sex, politics, and science: surveying the risk-assessment battlefield [J]. Risk Analysis, 1999, 19(4): 689 - 701.

一个公共意见事件发生时的沟通过程。

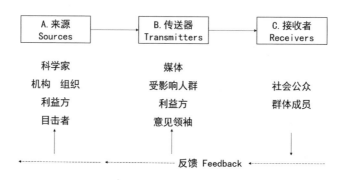

图 1.1　公共意见沟通的组织结构（Renn,1991）[①]

　　健康信息沟通的复杂性不仅体现在医患双方的直接交流中，还涉及更广泛的社会环境和传播网络。如果将健康信息沟通过程视为一个宏大的公共议题，那么医者、健康医疗机构、医学研究者等可被视为信息来源，而媒体、其他社会组织、利益相关群体、意见领袖等则是影响信源群体与接收反馈群体沟通的中继环节，社会公众则是终端接收者。在这一动态关系中，反馈信息可以传递到各个环节中去，形成一个复杂而交互影响的网络。从理论模式的分析中可以得知，健康信息的传受双方信息脱节的影响因素，很有可能来自大众媒体的影响以及意见领袖等人际传播的影响。因此，当我们视野拓宽，将传播过程看作普遍意义上的社会互动过程来看，新媒体传播环境下的健康信息沟通已经不再局限于医生和患者之间的传统交流，而是一个更加泛在

① PIDGEON N, HENWOOD K. The social amplification of risk framework (SARF): theory, critiques, and policy implications [J]. // CALMAN K, CURTIS S, FISCHBACHER-SMITH D. Risk communication and public health(pp.53–68). OXford: Oxford University Press, 2010.

的、包含多个传播环节的多元健康信息网络，在更广泛的社会传播中产生影响，这意味着当我们在谈论健康信息沟通时，就不能仅谈论医生和患者在诊室环境中的人际交流，还关涉以媒体为中介的广泛意义上的沟通过程。

在传播的传递观视角下，健康信息的传播者主要是以医者为主的发出端，而患者和社会公众则是健康信息的接收者。然而，在传播学理论应用于健康领域时，健康信息的传递者很难完全控制和形塑信息的沟通结果。相反，接收者会根据自身的倾向性和敏感度做出对于健康信息的认知判断。这表明在健康信息沟通中，社会公众作为接收方具有更多的主动权。同时，社会公众由于其认知框架和背景与专业从事健康医疗行业的群体不同，可能会出现对健康信息的解码偏离。这可能导致沟通双方的误解，甚至有可能在诊疗结果不理想时，引发纠纷。因此，了解社会公众的认知差异，以及如何更有效地传递医疗、健康、生活方式等方面信息，成为健康信息沟通中的一项重要任务。

从功能主义传播学的视角来看，大众媒体在塑造以医患为主的沟通关系中扮演着关键角色。媒体的报道方式、角度和语言选择都会对社会公众的医疗观念和对医生的信任产生深远的影响。因此，在新媒体时代，健康信息沟通要更加注重与媒体的互动，通过有效的传播策略，引导社会公众形成更理性、科学的医疗认知。媒体的传播方式也影响社会公众对医学信息的解读。社交媒体时代和智能传播应用的发展令社会公众更容易获取各种医学信息，但也更容易受到虚假或不准确信息的干扰和持续影响。因此，健康信息沟通的双方要共同努力，提升社会公众的信息素养，培养人们对健康信息的正确理解能力，避免信息误导带来的各类矛盾。

总体而言，健康信息沟通的复杂性已经远远超出了传统概念中就医问诊时面对面交流的范畴。在新媒体时代，健康信息沟通关系的建立和维护需要更多层面的思考和干预。通过深入了解信息传播的各个环节、优化沟通方式，有望为改善医患关系提供更为有效的路径，更重要的是为提升国民的健康素养和健康意识建立传播机制和应对沟通机制。在这一过程中，媒体、医生、患者和社会公众等各方应共同努力，促进健康信息沟通更加顺畅、真实和有益。

四、构建良性沟通机制的重要意义

为建立良性的、有效的健康信息沟通机制，我们要深入洞察和探讨有可能影响健康信息沟通，或者说有可能引起健康信息沟通者与公众之间信息不对称的阻碍因素，以及这些因素是否会导致沟通不畅、带来何种影响等问题。对影响健康信息沟通因素的分析有助于我们识别问题的根源，找到建立良性沟通机制的方式方法，为日常健康传播实践工作提供理论基础和方法论指导。

首先，医疗知识、诊疗建议等健康信息具有较强的专业性和科学性门槛，这类信息的传播是极容易出现信息不对称的情况的，对于社会公众来说，由于不了解、听不懂，或者对专业名词的错误解读等都是有可能造成沟通不畅的原因。我们以面对面的诊疗就医过程的人际沟通为例，前往医院看病的患者个人，由于个体的心情和身体状况等特质，以及鲜少接触医疗科学专业的成长背景和认知水平，因此他们对医学信息的理解与专业医疗事业工作者之间存在显著差异，就会出现患者与医务工作者的交流发出的信息不等于接收到的信息的可能性。① 这种差异可能导致患者在医患交流中对医生的建议和解释产生误解，进而影响医疗过程的顺利进行。这种信息不对称可能源于患者对医学知识的理解程度、沟通技能、文化背景等多方面因素，而医生要在这种不对称的情况下进行更为细致和巧妙的沟通。

其次，建立良性的健康信息沟通过程需要关注更加广泛的沟通过程。除了具体的就医行为中的医患沟通外，公众更多地依赖大众媒体及社会化媒体平台接触健康信息，并以此为根据指导或改变个体的健康行为。媒体在健康信息沟通机制中的作用十分重要。然而，媒体渠道的中继作用有可能成为负向信息的社会放大器——对于群体纠纷、医疗问题事件等社会议题，媒体的过度关注，以及自媒体、社交媒体账号的渲染和夸大，则有可能导致社会公众对整个医疗健康行业产生负面印象，这进一步加剧了健康信息沟通的阻滞。这也意味着，媒体在健康信息沟通中可能不仅仅是信息的传递者，更可能是信息的过滤者和解读者，影响着社会公众对健康公共议题的看法。在新媒体环境下，信息传递的速度和广度都得到了巨大提升，但同时也伴随着信息脱节的风险。健康信息传受双方的信息脱节现象会更为严重，导致健康信息沟通不畅和效果不理想。在这个过程中，大众媒体及社会化媒体平台的角色要被认真审视。在制定媒体政策和开展健康宣传活动时，要更加慎重地考虑信息的真实性、客观性和全面性，以避免传递负面信息可能引发的涟漪影响。

综上所述，我们要深入分析和理解健康信息沟通的传播过程，以剖

---

① RUBEN D. Communication theory and health communication practice: the more things change, the more they stay the same1 [J]. Health Communication, 2016, 31(1):1-11.

析信息的传递、接收和解读机制。医者作为信息的发出者，要在传播过程中考虑患者的信息需求、接受能力和背景特点。而患者作为信息的接收者，则要在面对医学信息时提高自身的医学素养，理性对待信息，充分参与沟通过程，以促进医患间的相互理解。在信息传递的过程中，医者要运用恰当的沟通技巧，采用易懂的语言，避免使用过于专业的术语，以确保患者对信息的准确理解。此外，医者还应该了解患者的背景、文化差异等因素，因为这些因素会影响患者对信息的理解和接受。同时，媒体在传播医学信息时也要承担一定责任。在报道医疗事件时，媒体应该客观公正，避免过度渲染和夸大事实，以免误导社会公众。政府和医疗机构可以通过建立健康传播的相关政策和机制，引导媒体在医学信息传播中发挥更为积极的作用。

健康信息沟通不仅受到就诊场景下的人际交流具体语境的影响，媒体认知以及以互联网平台为中介的在线交流等作为媒介因素也会带来潜移默化的影响。数智化互联网时代，医患交流已经不再仅限于面对面的诊疗过程，互联网医疗、在线问诊等传播沟通模式的出现，实现了医患交流、信息沟通互动的虚拟化与个人定制化。沟通双方通过在线平台进行信息的传递和交流，让健康传播的方式和效果都发生了结构性的变化。在线问诊交流具备的独特性，如实时性、互动性、匿名性等，都会对沟通的结果产生持续的影响。

从广义上看，对健康信息沟通传播过程的剖析和洞察，不仅能帮助我们更好地理解沟通阻滞和沟通障碍的原因，还能为医患关系的融洽及和谐发展提供参考性的建议。通过建立更加有效的健康信息沟通模式、培养社会公众的医学素养、规范媒体对健康议题的报道行为，我们有望构建更加健康、平等和信任的健康信息沟通体系。

五、本书理论框架与研究问题

（一）健康传播的理论视角

健康信息沟通研究是健康传播领域的重要内容。健康传播研究起步于西方，以美国和欧洲少数国家的研究成果最为显著，奠定了健康传播研究的西方研究传统。学者夏沃（Schiavo）在考查了以往关于健康传播概念界定的文献资料后，将健康传播做出如下界定：健康传播是在多面向、多学科路径的指导下接触不同社会公众、分享健康相关信息，以期影响和支持从个人、社群、健康职业工作者到特殊群体和决策者在内的社会公众，使其行为或行动取得有益于健康的成果。[a] 国外健康传播研究关注健康领域的信息传播规律、健康行为的影响因素，以及与之相关的其他社会问题，即在传播学、社会学、心理学、流行病学等多学科交叉融合的基础之上关注健康知识（Knowledge）传递、促使社会公众态度/信念（Attitude/ Belief）改变乃至付诸实践（Practice）的传播过程。

对于健康信息沟通的研究，国外学者一方面着重于分析医者与患者的关系形态，即是否存在纠纷或权力高低之分；另一方面则侧重实用技巧，即研究如何利用传播技巧改善和疏通职业医务者与患者的沟通。对于健康信息沟通的效果研究集中于患者满意度方面的实证研究，这与北美学术界的社会调查传统是分不开的。患者满意度研究侧重于找到满意度的影响因素，以便为患者就医满意度建立测量标准。

而后，健康传播领域的学者对医患沟通的研究逐步演变发展，部

---

a　SCHIAVO R. The rise of e-health: current trends and topics on online health communications [J]. Journal of Medical Marketing, 2008, 8(1): 9 - 18.

分学者开始讨论医者与患者的关系模式如何，他们发现医者已不再处于极度权威的地位，而是成为病患的咨询者，患者已经开始自主掌握健康讯息且无须一定听从医生的决策；^① 患者会根据自身能力和意愿在医疗问询和最终决策时起到不同程度的作用，即患者在医患关系中的参与程度及其所反射出来的沟通问题、心理因素等。^②

随着研究的深入，健康信息沟通研究的外延开始扩大，学者们开始意识到新媒体传播技术对于健康医疗及个人的影响。在线医疗资源使患者通过更多的渠道获取相关信息，越来越多的学者开始投入互联网平台上医疗健康的业务表现等，这极大改变了健康信息的沟通模式。其中，对健康信息传播与社交媒体使用的研究成为热点，有学者在分析部分医疗机构的社交媒体使用情况后发现，医疗机构使用社交媒体多用于单向信息传播，这样的单向信息传递对于处理危机、应对流行疾病和自然灾害等是十分有效和必要的。^③ 然而，利用社交媒体持续提供相关信息是发起对话和建立线上社区重要的一步。健康传播应取得的积极效果得益于社会公众与医疗机构等的持续互动对话，以及鼓励行动。也就是说，社交媒体在健康信息沟通效果的改善方面起到积极的作用，不仅使单向信息传播的渠道得以扩充，更成为建立对话和鼓

---

① PETRACCI M, SCHWARZ P K, SÁNCHEZ ANTELO V, et al. Doctor‐patient relationships amid changes in contemporary society: a view from the health communication field [J]. Health Sociology Review, 2017, 26(3): 266-279.

② SKIRBEKK H, MIDDELTHON A L, HJORTDAHL P, et al. Mandates of trust in the doctor‐patient relationship [J]. Qualitative Health Research, 2011, 21(9):1182-1190.

③ LOVEJOY K, SAXTON G D. Information, community, and action: how nonprofit organizations use social media [J]. Journal of Computer-Mediated Communication, 2012, 17(3): 337‐353.

励患者作为传统意义上的受传者参与其中的工具和手段。

在与健康相关的话题里，人们关注最多的是公共健康、健康政策以及疾病医疗。[①] 大众媒体是提供健康信息的主要来源，大于 80% 的社会公众依赖包括电视、杂志、报纸等在内的媒体了解健康方面的信息，这个比例远远高于靠医生获取健康信息的社会公众。[②] 大众媒体扮演着调节医学、大众健康知识与社会成员认知之间的关系的角色。[③]

国外学者关于医患群体本身的报道研究相对较少，多数的健康传播研究文献主要集中于某一类疾病的媒体议程及报道变化趋势，从报道框架、主题等反面诠释媒体健康传播实践。健康新闻中的一个常见话题是某一个健康问题的威胁或某健康问题致人死亡；另外比较常见的是医疗手段的新进展、成功战胜病魔的故事，[④] 还有可以帮助预防疾病的生活方式方面的信息等。[⑤] 另外，有研究表明，责任归因是健康传

① BRODIE M, HAMEL E C, ALTMAN D E. Health news and the American public, 1996 - 2002 [J]. Journal of Health Politics, Policy and Law, 2003, 28:927 - 950.

② COVELLO V T, PETERS R G. Women's perceptions of the risks of age-related diseases, including breast cancer: Reports from a 3-year research study [J]. Health Communication, 2002, 14:377 - 395.

③ BROWN J, CHAPMAN S, LUPTON D.Infinitesimal risk as public health crisis: news media coverage of a doctor-patient HIV contact tracing investigation[J]. Social Science & Medicine, 1996, 43(12):1685-95.

④ BERRY T R, Wharf-Higgins J , Naylor P J .SARS Wars: an examination of the quantity and construction of health information in the news media[J].Health Communication, 2007, 21(1):35-44.

⑤ SLATER M D, LONG M, BETTINGHAUS E P, et al.News coverage of cancer in the United States: a national sample of newspapers, television, and magazines[J]. Journal of Health Communication, 2008, 13(6):523-537.

播最重要的框架之一；[①] 偶然性框架（例如，运用被某个健康或社会问题影响的个人案例）试图强调个体性的过失而弱化政治、经济以及环境等更广泛外延的解决方法；然而，主流框架（例如，引用事件级别和人口数据）可以增强这些因素的作用。[②] 国外学者关于健康传播中的媒体报道特点和框架研究可供我们在研究医患关系报道时借鉴。

让我们把视线聚焦于国内的相关研究。相较于健康信息沟通成熟的研究体系，国内多数相关研究还局限于对传播现象和趋势的简单描述。[③] 以往的关于医患群体相关的媒体研究主要以探讨媒体的报道方式、报道框架以及媒体报道实践对医患关系产生影响为主。在对报道方式和框架的探讨中，主要集中于对报纸媒体的报道分析，如《中国青年报》《光明日报》等医患报道研究，以内容分析等方法进行历时性研究，探讨具体的报道实践的医患关系的媒体议程、报道方式，以分析现象层面特点为主；[④] 而对媒体报道对于医患关系的影响，则主要体现医者话语缺失、医患矛盾激化等特点；[⑤] 另外，关于医者的媒介形象的研究

---

① HALLAHAN K. Seven models of framing: implications for public relations [J]. journal of public relations research, 1999, 11(3):205-242.

② IYENGAR S. How citizens think about national issues: a matter of responsibility [J]. American Journal of Political Science, 1989, 33:878 - 900.

③ 闫婧，李喜根. 健康传播研究的理论关照，模型构建与创新要素 [J]. 国际新闻界，2015, 37(11): 6-20.

④ 江爱霞.《中国青年报》医患关系报道研究 [D]. 南昌：南昌大学，2024. 李嘉新，郑伟康，李盈. 边缘的行走：传统媒体医患关系报道——以 2013 年《中国青年报》为例 [J]. 中国报业，2014(10):2.

⑤ 张茜茜. 沉默的天使——论大众媒体中医务人员话语权的缺失 [C]// 2006 年中国传播学论坛论文集. 2006；戴元光，韩瑞霞. 我国当前医患关系的现状、问题及原因——基于健康传播视角的实证分析 [J]. 新闻记者，2014(2).

表明，医生的形象正在向越来越正面的方向发展。[①]

医患关系的特殊性在于医者与患者不是从传播者到受传者的简单传播过程，在沟通与对话之中一些社会因素起到明显的中介作用。很多国内学者开始关注媒体对于医患关系的影响，凸显了国内医患关系变化与媒体中介作用之间的关系。例如，分析和阐述媒体报道中的医患关系议题（侯琳，李欣，2016；王瑜，2014；王宇，孙鹿童，2017），或解读视听作品中对于医患群体的呈现与关系建构（陈欣钢，2015；张盛，2016）；通过媒体表现阐述医患群体的形象呈现（刘双庆，2016；吴红雨，江美仪，2020）；社交媒体对于医患关系的影响，以此探讨医患关系模式的变化等（涂光晋，刘双庆，2015；苏春艳，2015；周敏，侯颗，2019；曹博林，2021）；另有个案研究以田野调查的方式了解具体存在的医患关系，陈娟等（2017）学者在对广东省佛山市妇幼保健院儿科门诊室进行个案研究后发现，医生和患者这两组群体存在明显的认知不对等的现象。另外，关于如何缓解医患紧张、构建和促进和谐医患关系这一议题大多为经验性研究。不难发现，国内健康传播研究领域对于健康信息沟通的研究维度还较为单一，这为从健康传播理论视角分析沟通过程、效果与机制体系的奖励留出了足够的研究空间。

（二）媒介化的理论视角

1. 媒介化的内涵

媒介化（mediazation）是大众媒体对社会其他部分带来影响的方式，

---

① 陈步伟 . 新医改背景下医生媒介形象研究——以《人民日报》和《现代快报》为例 [D].
南京：南京大学，2013.

包括媒体对政治、商业、文化、娱乐、体育、教育等社会领域的影响。媒介化是持续变化的过程或趋向，类似于全球化和现代化，意指大众媒介融入社会方方面面的过程。社会的多元行动者、意见引领者、各类社会化的组织机构等，与社会的沟通方式需要适应大众媒体传播的需求和偏好。任何个人或组织机构意图向更大范围的社会公众传递信息，都要适应和利用大众媒介的沟通方式和信息传播方式，[①] 以此达到沟通与传播的目的。因而，社会互动的传播过程离不开以媒介为中心的作用力和影响力，媒介化将媒体与广泛意义上的社会发展进程紧密联系在一起。

媒介化探讨媒介与其他社会行动者的关系和互动影响，因此其并不被视为一个孤立的理论概念，而是一种框架，认为它具有整合不同理论分支的潜力，将微观层面与中观和宏观层面的过程和现象联系起来，从而有助于更广泛地理解媒体在现代社会转型中扮演的角色和作用。[②] 媒介技术与媒介形态不断演进创新，因此媒介化仍然是流动和发展中的概念。媒介技术的进步带来了媒介形式和文化的演变发展，从报纸到广播电视媒体的电子传播，再到因特网、交互社会化媒体的普及使用，形塑了媒介化的过程。另外，社会组织机构、媒介体制的变

---

① HEPP A, HJARVARD S, LUNDBY K. Mediatization: theorizing the interplay between media, culture and society [J]. Media, Culture & Society, 2015, 37(2):314-324.

② STRÖMBÄCK J, ESSER F. Mediatization of politics: Towards a theoretical framework [M] // ESSER F, STRÖMBÄCK J. Mediatization of politics: understanding the transformation of Western democracies. London: Palgrave Macmillan UK, 2014: 3-28.

化等也是媒介化进程中的重要影响因素。① 可见，媒介技术的发展及所处的社会环境影响着媒介化的阶段以及特点，而媒体如何与社会其他单元有机融合和相互联系也具有很高的在地化特点及语境依赖性。

瑞典新闻学教授肯特·阿斯普（Kent Asp）较早地将媒介化概念发展为连贯理论，用以描述和探讨政治生活的媒介化，即"政治体系在很大程度上受到大众媒体在政治报道中的影响和调整的过程"。② 承袭这一研究传统，丹麦媒介研究学者斯蒂格·哈瓦尔德（Stig Hjarvard）进一步发展了媒介化的概念，提出媒介化不仅应用于政治传播，而且应用于社会的其他领域，他将媒介化定义为一种社会过程，社会被媒体淹没，达到饱和状态，以至于媒体不再被认为与社会内的其他机构分离，③ 因而应拓宽媒介化的研究范畴。之后，一批北美学者开始关注商业化的媒体竞争对新闻质量、公众舆论、政治进程等产生的影响，例如，分析媒介逻辑如何扭曲美国政治新闻，④ 商业竞争如何违背媒介伦理并导致公众难以评估严肃新闻质量等，⑤ 媒体的社会影响分析超越

---

① ASP K. Mediatization: rethinking the question of media power [M] // LUNDBY K (Ed.). Mediatization of communication. de gruyter, 2014: 349–374.
② HJARVARD S .The mediatization of society:a theory of the media as agents of social and cultural change[J].Nephron Clinical Practice, 2008, 29(2):102–131.
③ Hjavard S.The mediatization of religion: a theory of the media as agents of religious change [J].Northern Lights Film & Media Studies Yearbook, 2008, 6(1):9–26.
④ MCMANUS J. A market Ⅲ ased model of news production[J].Communication Theory, 2006, 5(4):301–338.
④ STRÖMBÄCK J, ESSER F. Mediatization of politics: towards a theoretical framework [M] // ESSER F, STRÖMBÄCK J. Mediatization of politics: understanding the transformation of Western democracies. London: Palgrave Macmillan UK, 2014: 3–28.

了单纯的媒介效果研究。

　　作为能够体现媒介之重要性的概念，媒介化理论已经成为当前传播学中媒介研究的重要取向。中介化（mediation）和媒介化的概念彰显了技术在传播与沟通行动中的过程化和制度化的关键角色。[①] 在媒介研究中，中介化是指通过媒介传递某物的行为，强调的是传播过程在意义制造中所起到的介入作用。[②] 因此，有学者认为，中介化是一个在微观或中观层面上的概念，媒体的中介化强调其调节、桥梁的角色作用。[③] 与中介化相比，媒介化是一个更加宏观层面上的概念，如前文所述，媒介化不仅关注简单线性的具有因果关系的媒介效果，还强调在宽泛的社会领域中媒体与其他社会进程的紧密关系，因而，媒介化更多地集中在媒介形式如何"介入"当代生活的不同层面，特别是建制化的社会实践。[④]

　　媒介化理论可被看作媒体和传播研究范式转变的一部分。沿袭中介化的概念，媒介化成为洞察传播过程如何在更广泛的社会关系中改变社会的重要概念。[⑤] 可以说，媒介化理论帮助媒介的社会功能与效应

① 唐士哲 (Shih-Che Tang). 重构媒介？"中介"与"媒介化"概念爬梳 [J]. 新闻学研究，2014(121):1-39.

② COULDRY N.Mediatization or mediation? alternative understanding of the emergent space of digital storytelling [J].New Media & Society, 2008, 10(3):373-391.

③ 周翔，李镓. 网络社会中的"媒介化"问题：理论、实践与展望 [J]. 国际新闻界，2017,39(4):137-154.DOI:10.13495/j.cnki.cjjc.2017.04.008.

④ 唐士哲 (Shih-Che Tang). 重构媒介？"中介"与"媒介化"概念爬梳 [J]. 新闻学研究，2014(121):1-39.

⑤ HEPP A, HJARVARD S, LUNDBY K. Mediatization: theorizing the interplay between media, culture and society [J]. Media, Culture & Society, 2015, 37(2):314-324.

和更宏观意义上的社会发展相连接，将媒介研究融入社会治理与公共管理的视角思维，具有更现实的研究价值。

2. 作为研究视角的媒介化

媒介化是演进中的概念，用以捕捉媒体在现代社会转型中的角色和影响力，因此可以从不同的视角和方法切入展开。总体来说，媒介化理论可分为三种研究视角：制度主义视角、社会建构视角、技术 / 物质视角。

制度主义媒介化理论关注媒体如何影响社会机构和组织的结构与过程，如政治、商业、教育等，分析媒体如何改变这些机构和组织的规则、规范和策略，媒体如何影响这些机构和组织的结构和过程，以及机构组织如何适应媒体逻辑和需求。该媒介化理论视角强调了媒介逻辑（media logic）的重要意义，即传播的形式以及媒体传递和沟通信息的过程构成了社会中生产和流通知识的基础。[①] 那么，媒介化中的一层含义可以解读为社会各领域依据媒介逻辑进行呈现和互动的方式。[②] 这为诸多社会学议题的学术研究提供了研究视角，但凡需要进行沟通和社会互动的群体、机构组织或围绕某社会事件或社会现象的行动实践等，均可借由制度主义媒介化取向洞察其如何依托媒介进行沟通与互动，以实现其目的和社会需要。

社会建构主义的媒介化理论宜在相对高度抽象的层面上进行讨论，

---

① ALTHEIDE D L. The media syndrome and reflexive mediation [M] // THIMM C, ANASTASIADIS M, EINSPÄNNER-PFLOCK S, et al. (Eds.) Media logic(s) revisited: transforming communications. Palgrave Macmillan, 2008: 11-39.

② 周翔, 李镓. 网络社会中的"媒介化"问题：理论、实践与展望 [J]. 国际新闻界, 2017, 39(4): 137-154.

关切大众传媒与社会其他领域之间相互作用的复杂性。社会建构视角关注媒体如何影响个人和群体在日常生活中的意义和实践，研究媒体如何塑造人们感知、沟通以及与他人和世界互动的方式。社会建构主义的理论视角避免了技术决定论和社会决定论的极端立场，不是从简单的因果关系出发来理解大众传媒与社会其他领域的相互作用，而是以媒介为中心对各种相互作用的社会力量进行整体理解，从而凸显媒介角色在考虑更为复杂的关系和交互影响过程中的作用。[①] 学者赫普（Hepp）将大众传媒的角色描述为塑造力（molding force）而非推动力（driving force），这种力量并非媒体的物质结构直接产生的效应，而只有在高度情境化的传播方式中才会具体表现。[②] 以此为基础，媒介化并不是一种媒体效果理论，而可看作一个启发性的概念，引导我们关注当今媒体环境中所经历的根本性转变。这个概念提供一个整体框架，用于研究媒体传播变革与社会文化变革之间关系的元过程（meta process）。学者克罗兹（Krotz）提出用"元过程"形容媒介化，将媒介化视为媒介影响人的行为和社会关系的长期的、持续的过程，社会与文化因此得以改变。这些变革主要体现在三个方面：与媒体自身相关变迁的历史深度、社会不同领域和单元内媒体相关变革的多样性，以及媒介变迁与社会现代化进程的进一步联系。

技术/物质主义视角媒介化理论研究社会如何越来越依赖媒体及其逻辑。这些研究结合了不同学科的研究成果，以描述和探索媒体和社

---

① HEPP A .Mediatization and the "molding force" of the media[J].Communications, 2012, 37(1):1-28.

② HEPP A. Mediatization and the "molding force" of the media [J].Communications, 2012, 37(1):1-28.

会变革是如何相互关联的。技术／物质主义视角尤为关注媒体化如何改变西方民主国家的政治过程。

3. 媒介化对社会实践的作用力

学者舒尔茨（Schulz）对媒介化进一步作出具体化和过程化的阐释。媒介化在社会变革中发挥关键作用，可以通过四种趋势来定义：延伸（extension）、替代（substitution）、融合（amalgamation）和适应（accommodation）。[①]延伸指的是传播通信技术如何在空间、时间和表达性方面削减人类沟通和传播的限制；替代指的是媒体消费如何通过提供有吸引力的替代选择，或是媒体接触和消费时间替代了本应用于其他活动的时间，如使用社交媒体替代了社交活动；融合指的是媒体使用如何深入人们日常生活中，使得媒介活动与非媒介活动之间的边界，以及媒介现实与社会普遍定义的现实之间的边界变得不清晰，如虚拟现实、增强现实等沉浸式媒介体验使真实与虚拟的界限逐渐模糊；适应指的是来自社会各个领域的行动者和组织机构，包括商业、政治、娱乐、体育等领域，如何调整他们的活动和运作方式以适应媒体系统和媒介规律，这源于媒介的存在影响和改变了社会。当媒介化进程不断向人们的日常实践以及社会实践渗透，媒介化社会即逐渐具备了成型的基础。国内学者孙少晶从包括信息来源、权力机构、媒介内容生产和媒介逻辑在内的四个不同的维度对这一概念展开描述，他将媒介化社会的发展分为四个阶段：第一阶段，媒介成为最重要的信息和沟通渠道；第二阶段，媒介独立性增强，新闻专业主义受到重视，

[①] SCHULZ W. Reconstructing mediatization as an analytical concept [J]. European Journal of Communication, 2004, 19(1): 87-101.

媒介逻辑的重要性开始凸显；第三阶段，媒介成为具有多元性和争议性的信息沟通渠道，各类社会单元参与其中适应媒介规律和媒介逻辑；第四阶段，社会采纳某种媒介逻辑并内化成为自己的价值观，并融入各类社会生活方式中。①

媒介对社会生活的影响随着媒介形式、技术的变化而不断变动和深化。研究者们认为，媒介化进程进入了"深度媒介化"的阶段。深度媒介化理论认为，在当代社会，数字化媒体及数字化基础设施变得如此普及和具有影响力，以至于它们重新配置了社会秩序以及个人的现实体验。②因此，深度媒介化是对媒介化概念范畴的拓宽和再发展，关注媒介影响和改变文化、政治、教育等社会方面的长期过程。③深度媒介化意味着媒介不仅是沟通的工具或渠道，还是形塑社会生活的意义、实践、结构以及社会规范的过程。④

综上所述，媒介化进程与社会发展进程的关系愈发紧密。当下数字化与智能化应用高速发展，各类媒体渠道及新兴的媒介应用已不再是单纯的沟通渠道或信息工具，以数字化思维方式为主导的媒介渗透至人们的日常生活，为医疗、教育、旅游、文化、金融等各类社会公共事业提供助力，同时媒介化的深度和广度改变着不同社会单元和领域的实践方式和社会规范。

---

① 孙少晶. 媒介化社会：概念解析、理论发展和研究议题 [J] // 马凌, 蒋蕾. 媒介化社会与当代中国. 上海：复旦大学出版社 ,2011:3-8.

② HEPP A. Deep mediatization[M]. London: Routledge, 2019.

③ NICK C, ANDREAS H. Conceptualizing mediatization: contexts, traditions, arguments [J].Communication Theory, 2013(3): 191-202.

④ CUI X I. Mediatized rituals: understanding the media in the age of deep mediatization [J]. International Journal of Communication, 2019, 13: 14.

（三）问题的提出

媒介化理论和医患沟通研究代表了两个动态的领域，当两者交会时，能够帮助我们捕捉媒体与医患沟通之间的互动关系，以从健康传播视角对医患关系进行较为细致和聚焦的理解。媒介化研究中的制度主义视角和社会建构主义视角均对本研究带来启发，揭示媒介如何影响医患互动，以及对医疗健康相关的社会实践的影响。

现阶段，媒体已成为广泛意义上医者与患者联系，医疗机构与社会公众进行沟通的基础设施，可以说，在制度主义媒介化框架内，媒介渠道特别是数字化媒体可被看作塑造医疗实践的更广泛制度基础设施的一部分。那么，媒体如何在医疗机构内建立规范、规则和传播沟通议程的，媒介如何影响着医疗机构、医生与社会公众的交流，应作为媒介化健康信息沟通研究中的问题之一。在此基础上，应具体回答医疗机构及医者如何通过媒体渠道传播健康信息，是否在公共传播的环境下考虑到患者隐私和伦理准则等。从医者与患者的角度出发，媒体呈现以及以媒介为中心的沟通方式是否影响医患群体的行为和期待？回应这一问题，探讨媒体如何呈现和影响医疗实践的职业化，以及媒体如何为医患沟通构建了互动脚本等是题中应有之义。再有，技术变革中的媒介为健康信息沟通带来新方式和新理念，那么，医疗机构如何回应这一变化？探讨其如何借助数字化平台、远程医疗等方式适应医患沟通的媒介化规律，可以回答媒介技术对健康信息互动带来的影响。

从媒介化社会建构主义视角出发，我们可以更多地聚焦和捕捉大众媒体在医患沟通中建构符号、塑造及解释社会意义方面的作用。由此，媒体如何呈现医患沟通，如何通过媒体议程与框架建构医患群体及其互动关系，应是媒介化健康信息沟通中予以回应的问题，由此可识别媒体阐释性劳动在沟通互动关系塑造与发展中的影响与作用。通过对具体的案例研究，分析媒体呈现中的语言和话语如何影响医学知识的构建、患者身份的建构以及医疗互动中涉及的意义协商。在此基础上，探讨媒体如何存成或建构了对健康议题的社会认知，进而识别其对社会公众观念、患者态度和医患关系的影响。另外，健康信息沟通不局限于以病情治疗为中心的沟通，而是包括广泛意义上的健康信息科普等，以媒介为中心的健康信息传播如何展现医疗议题及科学知识？对这一问题的探索可以帮助我们拓宽医患沟通的研究视野，将通过媒体的健康传播实践与促进公众健康的公共事业相连。再有，在线健康社区、社交媒体是否赋予了患者权利以影响医患沟通的动态？这一问题是对媒介技术对健康信息沟通影响研究的深化，同时也是对媒介化在健康信息沟通的社会进程中重要性的回应，由此，媒介化进程对社会实践及社会意义的建构作用得到凸显。

总体而言，从制度主义和社会建构主义的角度来弥合媒介化理论和健康信息沟通研究，有助于深刻理解媒体、医疗机构和人际互动之间的复杂相互作用。通过审视制度力量和符号维度的影响，学者们能够全面理解健康信息沟通在不断媒介化的医疗环境中的演变动态。这种跨学科的方法有助于全面理解媒体与医疗之间的社会文化、制度和沟通方面的复杂性。

六、研究思路与研究内容

健康传播中的重要环节之一是信息沟通与涉及医疗健康的人际沟通，公众对于健康的认知和行为影响着医患关系的构建、发展以及健康医疗事件中的利益相关群体的角力关系，以媒体等为代表的诸多社会因素对医患关系的影响也至关重要。医者和患者就是在具体的健康传播过程中的传播者和接收者。随着新媒体环境对社会生活的影响和改变，传统意义上的医患沟通方式开始被重塑。社会公众在了解健康信息时，如疫苗接种、疾病预防等，都会主动采取行动检索信息，这无形之中放大了社会化媒体等对公众健康认知的影响效力。同时，人际沟通也起到相当大的作用，社会公众更愿意从"已有过经验"的朋友那里获取相关信息，从而决定自己的行动。

结上所述，有学者认为健康传播致力于推动个人和群体的健康发展的人际传播和大众传播活动。[①] 综合来看，媒体属于大众传播活动，而其他部分社会因素可划归到人际传播的范畴中。因此，以学者雷恩（Renn）公共信息沟通模式为基础框架，本研究从健康传播理论维度对广义的健康信息传播过程做如下理论模式探索。

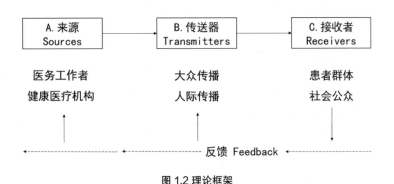

图 1.2 理论框架

如图 1.2 所示，从来源到接受者之间的传递与反馈必然经过以媒介

---

① ISHIKAWA H, KIUCHI T. Health literacy and health communication [J]. BioPsychoSocial medicine, 2010, 4(1):1-5.

为中心搭建的各类传播渠道，因而，基于上述框架，本书将广义上的健康信息沟通过程视为媒介化的实践过程。媒体在塑造健康信息沟通过程中的作用变得愈发重要。本书将深入探讨媒体对患者和医生在沟通与决策过程中期望、偏好、行为的塑造，以及在医患之间的权力动态、信任和满意度方面的影响，同时关注媒体特别是交互性数字新媒体对患者多样化的健康信息和服务方面的影响作用，以及其对医生及医疗机构提供健康信息并与患者及社会公众展开多层面的交流方面的推进和制约因素。

以北京地区为例，关于人际传播方面的影响，本研究主要探索健康信息沟通受到哪些因素影响、如何产生效果；大众传播方面的影响，主要探寻媒体对于医患沟通议题的呈现如何影响甚至形塑社会公众的认知；另外，以互联网平台为中介的传播如何作用于健康信息沟通实践。具体研究内容包括以下方面。

第一章对健康信息沟通这一概念进行理论化处理，从公共信息沟通的更大范畴出发，重新审视关涉各类公共议题事件的社会传播互动过程，从而确定将健康信息沟通视为公共信息沟通的一种。在此基础上，针对该研究议题搭建理论框架，以媒介化理论为分析框架，对健康传播中的健康信息沟通展开研究，形成全书的内容框架。

第二章对国内外健康信息沟通研究进行梳理，并按照沟通过程受到人际、媒体、文化等多元环境因素影响的框架对文献内容展开综述，为后续的具体研究提供理论基础。在前两章节的基础之上，第三章具体回答如何将媒介化与健康信息沟通相结合的问题。

第四章对北京地区公众就公众就医与沟通效果展开问卷调查，受访者根据以往面对面诊疗沟通经历和感受回答问题，并根据医生沟通方式、患者满意度等量表对问卷数据进行统计分析，从健康信息沟通的人际影响层面，探究医生的沟通方式是否对患者的沟通满意带来影响，以及医患沟通的效果是否直接影响患者的就医满意和对医患关系的认知等。

第五章以健康医疗机构为主体，分析目前北京地区 66 家三级甲等医院的官方网站、微博账号、微信公众号等传播渠道的健康信息传播表现，通过对医院主体账号的健康信息传播内容、渠道以及效果的分析，探寻医院自有传播渠道展现的传播能力对于医患沟通的重要作用。

第六章主要研究内容为大众媒体内容如何呈现健康信息沟通、构建医患身份，如何解读医患群体。前续的文献综述详细阐述了媒体报道、新闻框架对于医患关系的影响，而以往研究表明，电视等视频内容对社会公众的就医行为带来潜在影响。因此，本章以案例研究为切口，选取近年来口碑度和传播度较高的医疗纪录片《人间世》为研究对象，探寻该纪录片的媒介话语构建了怎样的医患沟通媒介现实，以及媒介话语实践如何发挥作用且与社会实践产生关联，从而丰富媒体作为传送器中介因素为医患关系认知带来的潜在影响。

第七章以 HPV 疫苗进行个案分析，探寻社交媒体微博中的健康科普传播特点。首先对北京地区的女性社会公众进行的前测调查发现，女性对该疫苗认知度较低，但伴有较高的接种意愿，那么，微博上的 HPV 疫苗健康内容是否科学合理，以及这些健康内容对社会公众的行为是否产生影响，以期提出科学的疫苗科普建议，从而提升社会公众在这一健康传播过程中的认知率，增强干预效果。

第八章探讨互联网医疗背景下以互联网平台为中介的新型健康信息沟通呈现出的新特点和新关系模式。本章首先探讨以互联网媒体平台为中介的医疗咨询改变了以往传统的诊室诊疗的人际交流模式，并以商业医疗平台"好大夫在线"为对象，抓取平台推荐排名前 100 位的北京地区医生信息及患者评价信息，探寻以互联网媒体为中介的健康信息沟通是否展现了消费型医患关系的特点。

结论部分得出现阶段的课题研究结论并指出研究的不足之处。

第二章

健康信息沟通：互动关系与多元语境

　　健康信息沟通涉及最复杂的社会关系之一，涉及多面向、多维度的沟通方式及不同群体间的意义共享。西格里斯特（Sigerist）认为"医学是医生和病人这两群人之间多方面的关系"，[1] 这种关系是处于不平等地位的人之间的非自愿互动，围绕极度重要的事情且伴随着沉重的情感负担。[2] 从医患关系中不仅可以看到两个人、两个群体之间的互动，也能反映当下的社会情境。

　　关涉健康信息沟通的研究具有现实意义。近 15 年，我国健康信息沟通的研究热点集中于医患纠纷、医疗质量和医患沟通。[3] 传播学相关研究围绕健康信息沟通展开，特殊疾病的医患沟通、大众媒介的健康

---

① 陈阳．框架分析：一个亟待澄清的理论概念 [J]. 国际新闻界 ,2007(4):19-23.

② CHAITCHIK S, KREITLER S, SHARED S, et al. Doctor - patient communication in a cancer ward [J]. Journal of Cancer Education, 1992, 7(1), 41-54.

③ 刘伟，梁立波，陶思怡等．基于 Cite Space 的医患关系领域研究热点与前沿分析 [J]. 中国医院 ,2020,24(5):32-35.

·047·

传播效果、医患人际交流、健康素养等议题[①]反映出人际沟通与以媒介为中介的健康沟通对社会关系以及社会议题的影响和重塑。我国社会公众在就医过程中普遍感受到"资源紧缺""沟通不畅"和"信任缺失"等问题。[②]沟通不畅与信任缺失直接指向医患沟通的过程及效果，医患沟通效果是否良好影响着诊疗准确度与效率以及医患关系的建立维系。

学者斯特里特（Street）提出，医生与患者间的互动处于多元社会语境，受到个人的、人际的、媒体的、组织的以及文化语境的影响。[③]当患者与医生面对面沟通时，信息流动和情感建立等是促成医患关系建立的主要语境；基于互联网的线上交流受到媒介技术、沟通方式等多重因素的影响，患者前续的诊疗体验、文化背景，以及受到媒体影响的关于医患关系的感知和期待都将对沟通互动以及关系建立产生影响。根据上述框架，本文从人际影响和媒介影响两个层面，对以往医患沟通研究进行述评，厘清个人与人际、媒体、文化等多元社会语境对健康信息沟通互动的作用力和影响范畴，试图为健康传播视域下该领域研究提供较为清晰的研究框架和理论视野。

---

① 王晓虹，周彬.医患关系视阈下的健康传播研究述评——以 EBSCO 传播学全文数据库相关文献为样本 [J].新闻爱好者，2020(7)：93-96.

② 戴元光，韩瑞霞.我国当前医患关系的现状、问题及原因——基于健康传播视角的实证分析 [J].新闻记者，2012(4)：15-20.

③ STREET R L. Communication in medical encounters: an ecological perspective [M] // THOMPSON T L, DORSEY A M, MILLER K I, PARROTT R (Eds.). Handbook of health communication. Mahwah, NJ: Lawrence Erlbaum Associates, 2003: 63-93.

一、沟通模式研究：权力关系的转变

健康信息沟通可分为工具性的（instrumental）和情感性的（affective）：工具性沟通指医生提供指导、教育患者、提问以及讨论化验结果和病情等；情感性沟通则是医生提供保证、言语支持并且表现出同情、关爱和担忧。[①] 如今，健康信息沟通并不局限在诊室中医生和患者的对话交流，沟通的技巧、方式及效果受到互联网规律的影响。特别是在"互联网 + 医疗健康"的大背景下，多元的沟通渠道和方式使医患关系模式发生变化，无论是当面还是以网络媒介为中介的沟通所流露出的情感使沟通关系或有效沟通机制的建立变得更加复杂，理论模式研究有助于我们对医患沟通具有深层次的、结构性的认知。

从沟通过程的控制权力来看，沟通关系模式存在于控制权力由高降低的谱系内。[②] 具体来说，医生的控制权高，即居于主导地位，会根据自认为的对患者的最优利益做出决策，体现"家长式"关系[③]特质。"家长式"模式源于医生专业权威，患者对医疗决策的参与有限，他们或因顾虑服从权威而在心理"憋着"疑问和担忧，这或许跟深层的社会层级观念或宗教信仰等有关。[④] 伊曼纽尔（Emanuel）等学者按照患者

① ONG L M L, HAES J D, HOOS A M, et al. Doctor-patient communication: a review of the literature [J].Social Science & Medicine, 1995, 40(7): 903-918.
② STEWART M E, ROTER D E. Communicating with medical patients [M]. Newbury Park: Sage Publications, 1989: 2.
③ ROTER D L, HALL J A. Doctors talking with patients/patients talking with doctors: improving communication in medical visits [M]. Westport: Auburn House, 1992.
④ MATUSITZ J, SPEAR J. Doctor-patient communication styles: a comparison between the United States and three Asian countries[J]. Journal of Human Behavior in the Social Environment, 2015, 25(8): 871-884.

在沟通决策中的参与度将医患关系划分为家长模式、告知模式、解读模式以及协商模式等，反映医患双方的权力关系的倾斜变化，随着对信息不对称的弥合，医患关系的运行模式逐渐向共同参与协商过渡，[①]沟通逐渐向共同决策的方向发展。

从沟通双方的关系定位来看，相对于建立在信任基础上的"家长式"模式，消费型医患交流模式建立在责任义务上，[②]患者作为独立理性的个体，期待医生少些主导和权威，[③]他们会根据健康状况和医疗需求做出经济决策，从而最大化自己的利益。[④]特别是通过线上平台的医患沟通，海量医疗信息赋权带来网络用户主体性的提升，[⑤]叠加医疗平台的商业属性，使医患之间的角色关系被重新定义。[⑥]

综上所述，医患关系可按照患者让位（家长式、告知）、医患合作、消费模式以及共同参与决策等模式[⑦]进行划分。不同的沟通模式中医患

---

① 张翔. 医疗服务过程中医患非对称信息及互动模式研究 [D]. 武汉：华中科技大学 ,2007.
② BEISECKER A E, BEISECKER T D. Using metaphors to characterize doctor-patient relationships: paternalism versus consumerism [J]. Health Communication, 1993(5): 41 - 58.
③ WRIGHT K B, SPARKS L, O' HAIR H D. Health communication in the 21st century [M]. Malden, MA: Blackwell.
④ TRISHA G, SIMON W. "Health for me" : a sociocultural analysis of healthism in the middle classes [J].British Medical Bulletin, 2004(1): 197 - 213.
⑤ CLINE R. At the intersection of micro and macro: opportunities and challenges for physician - patient communication research [J]. Patient Education and Counseling, 2003, 50(1): 13-16.
⑥ 曹博林. 互联网医疗：线上医患交流模式、效果及影响机制 [J]. 深圳大学学报 (人文社会科学版), 2021 (1):119-130.
⑦ DUTTA-BERGMAN M J. The relation between health-orientation, provider-patient communication, and satisfaction: an individual-difference approach [J]. Health Communication, 2005, 18(3): 291-303.

双方的权力地位和自主意识不尽相同，其中，共同参与体现出医患双方作为平等角色拥有同等的控制权。[①] 对某三甲医院医生的访谈研究显示，受访医生即认为医患关系由高低关系转为平等关系。[②]

近年研究表明，中国社会公众对医患关系的满意度较低，沟通受到医疗体系、政策、媒体报道、个体评价体系等多方因素的影响。[③] 医患期待、沟通场景及语境等变量影响着对医患关系的解读与分析。[④] 有效的医患沟通不仅能够提升诊疗精确度和康复速度，[⑤] 同时沟通过程中产生的患者满意、自我情绪管理、医患共识等中介因素也间接促成健康效果。[⑥] 医患沟通是否顺畅、双方互动是否充分、沟通能否促成有效的医疗决策等实际效果受到多维立体因素的共同影响。人际传播与大众传播为传播学者的医患沟通研究提供了理论路径，从微观对话分析，到中观规律总结，再到医患沟通与宏观社会的关系，均有所涉猎。

---

① ECKLER P, WORSOWICZ G M, DOWNEY K. Improving physician-patient communication [M] // PARKER J C, THORSON E (Eds.). Health communication in the new media landscape. New York: Springer, 2009: 283-320.

② TANG L, GUAN M. Rise of health consumerism in China and its effects on physicians' professional identity and the physician - patient relationship and communication [J].Health Communication, 2017, 33(5): 636-642.

③ SHI J, JIANG Y, HU P, et al. A surveying study on social satisfaction to current doctor-patient relationship in China [J].Journal of Service Science & Management, 2015, 8(5):695-702.

④ WANG Q. Doctor-patient communication and patient satisfaction: a cross-cultural comparative study between China and the US [D]. Purdue University. 2010.

⑤ VON FRIEDERICHS-FITZWATER M M, GILGUN J. Relational control in physician-patient encounters [J].Health Communication, 2001, 13(1):75-87.

⑥ STREET R L, MAKOUL G, ARORA N K, et al. How does communication heal? Pathways linking clinician - patient communication to health outcomes [J]. Patient Education and Counseling, 2009, 74(3):295-301.

二、人际因素：沟通期待、技巧与效果

医患沟通研究起步于人际沟通，人际沟通作为医患交换信息最主要的手段，[①] 可以对医患关系产生直接的、及时的影响。面对面沟通时，医生无法躲避患者，[②] 即使没有说话，拒绝回答、沉默、不回应等非语言行为依然能被传播关系中的双方解读出信息。沟通是否满意、信息交流是否充分、针对患者的决策是否准确等，使当面沟通成为建立医患关系的重要一步。人际沟通的目的有三：建立良好关系、交换信息以及做出治疗决策。[③] 沟通达成一致要求医生提出合理的诊疗建议，同时履行获取患者理解、倾听、获得病人许可等职责。[④] 相反，不充分的沟通有可能会让患者因为缺乏安全感而隐藏重要信息，由于低估疾病的严重性致使不当治疗。[⑤] 沟通中建立起来的医患关系可在持续的回诊和咨询中得到强化，而长续、稳固的医患关系需要医疗知识、信任、

---

① STREET R L. Information-giving in medical consultations: the influence of patients' communicative styles and personal characteristics [J]. Social Science & Medicine, 1991, 32(5): 541-548.

② WATZLAWICK P, BAVELAS J B, JACKSON D D. Pragmatics of human communication: a study of interactional patterns, pathologies and paradoxes [M]. New York: Norton & Company, 2001.

③ ONG L M L, HAES J D, HOOS A M, et al.Doctor-patient communication: a review of the literature [J].Social Science & Medicine, 1995, 40(7):903-918.

④ GOODNIGHT G T. When reasons matter most: pragma-dialectics and the problem of informed consent [M] // HOUTLOSSER P, VAN REES A (Eds.). Considering pragma-dialectics. Mahwah, NJ: Lawrence Erlbaum Associates, 2006: 75-86.

⑤ MOFFAT M, CLELAND J, VANDERMOLEN T, et al.Sub-optimal patient and physician communication in primary care consultations: its relation to severe and difficult asthma [J].Primary Care Respiratory Journal, 2006, 15(3):159-165.

忠诚以及尊重等因素的共同作用。[①]

医患沟通与人际传播研究主要从医患会话分析、沟通技巧、沟通效果等维度开展，这些研究旨在探索患者与医生如何互动协商，以用双方满意的沟通方式实现提升患者健康质量的实际目标，[②] 从而建立友善的医患关系。

国外学者较早提出以会话分析为理论框架分析医患互动。会话分析可以识别出医生在说话时做出的选择以及这些选择对于医患互动质量的影响。[③] 医患会话分析可按照一句开头语、患者表达担忧的初始语句，以及协商过程的三阶段模型进行。[④]

国内医患会话分析围绕话轮、语用和医患关系展开。[⑤] 对国内某三甲医院科室门诊的会话分析发现，在诊断患者病情阶段，医生常用直接、简短的指令要求患者完成系列动作，[⑥] 体现医生为主导的医患关系模型。在语用研究方面，有学者发现医生在长期与患者的人际交往中总结出

① RIDD M, SHAW A, LEWIS G, et al.The patient - doctor relationship: a synthesis of the qualitative literature on patients' perspectives [J].British Journal of General Practice the Journal of the Royal College of General Practitioners, 2009, 59(561): e116-e133.

② WANG Q. Doctor-patient communication and patient satisfaction: a cross-cultural comparative study between China and the US [D]. Purdue University. 2010.

③ DREW P, CHATWIN J, COLLINS S. Conversation analysis: a method for research into interactions between patients and health are professionals [J].Health Expectations, 2010, 4(1): 58 - 70.

④ MANNING P, RAY G B. Setting the agenda: an analysis of neogotiating strategies in clinical talk [J]. Health Communication, 2002, 14(4): 451-473.

⑤ 叶砾，冯小玮 . 医患会话国内外对比研究 [J]. 医学与哲学 ,2020,41(20):61-66.

⑥ 罗茜 . 我国医患会话中医生祈使语气选择特征及其人际意义表达 [J]. 医学与哲学 ,2020,41(15):76-78,81.

谨慎的交流方式，最大限度地避免医患矛盾。[①]医护尊重、医患互动参与、医患相互信任等都是患者的医患沟通需求。[②]医生是否给出了实质性的答案或信息，以及医生是否充分理解患者情况等，均会影响病患的沟通体验。

医生的沟通能力是否重要？有观点认为，即使医生有能力建立情感关系，他们也缺少有效告知和动员患者的技巧。[③]学者们发现，医生在非语言（眼神交流、面部表情、手势语等副语言）、语言（用词不当）、对话内容（提供的信息数量、质量欠佳）以及态度（缺少尊重和同情）等方面[④]常出现沟通失误。拉近距离、眼神交流等会减少病患的不确定感，[⑤]促使患者分享更多关于本人的信息以及对疾病的情绪。[⑥]实用沟通技巧能够帮助医生友善地开启对话并不断收集信息，为患者提供适度、合理的解释以寻求患者理解，从而建立或改善双方关系。

---

① 刘琦，薛英利，薛婷.人际语用学视角下医患会话中疑问语气特征研究 [J].中国医药导报，2020,17(18):189-192.

② 杨微微，袁杰，徐萍萍等.走进癌症患者：住院期间医患沟通需求的质性研究 [J].医学与哲学，2020,41(17):66-69,75.

③ DIBBELT S, SCHAIDHAMMER M, FLEISCHER C, et al.Patient-doctor interaction in rehabilitation: the relationship between perceived interaction quality and long-term treatment results [J].Patient Education & Counseling, 2009, 76(3):328-335.

④ KEE J W, KHOO H S, LIM I, et al. Communication skills in patient-doctor interactions: learning from patient complaints [J]. Health Professions Education, 2018, 4(2): 97-106.

⑤ WANZER M B, BOOTH-BUTTERFIELD M, GRUBER K. Perceptions of health care providers' communication: relationships between patient-centered communication and satisfaction [J].Health Commun, 2004, 16(3):363-384.

⑥ DUGGAN A P, PARROTT R L. Physicians' nonverbal rapport building and patients' talk about the subjective component of illness [J]. Human Communication Research, 2001, 27(2): 299-311.

医患沟通效果良好与否可以从患者满意度衡量进行考查。患者满意度（patient satisfaction）涉及患者与医生沟通的深入和清晰程度，以及他们在沟通过程中是否感受到温暖、关怀和担忧。[1] 受到医患双方文化、疾病等既有背景变量影响的沟通过程，会产生患者是否满意和理解等中短期效果，以及健康状况是否改善等长期效果。[2]2019 年，一项在西安 6 家公立医院的调查显示，患者满意度在医疗服务质量与医患关系感知的关系中发挥中介作用。[3] 当患者期待与实际沟通中的参与度吻合时，患者满意度上升，[4] 很有可能建立较为和谐的医患关系，反之则有为患者满意与医患关系感知带来负向影响。

从医患沟通模式研究可知，医生与患者间存在知识与权威上的内在差距，医生提供的医学建议有可能弥合这种差距并鼓励患者更多地参与沟通。[5] 如果患者在参与、配合以及推动医疗活动的沟通过程中获得赋权，[6] 医患关系有可能向着平等控制权利的方向推进，逐渐显

---

[1] LOCHMAN J E. Factors related to patients' satisfaction with their medical care [J]. Journal of Community Health, 1983, 9(2): 91–109.

[2] ONG L M, DE HAES J C, HOOS A M, et al. Doctor–patient communication: a review of the literature [J]. Social Science & Medicine, 1995, 40(7): 903–918.

[3] 毛瑛，谢涛，宁伟 . 医疗服务质量对患者医患关系感知的影响——基于患者满意度的中介效应分析 [J]. 西安交通大学学报（社会科学版），2020,40(6):119-127.

[4] SCHINKEL S, SCHOUTEN B C, STREET R L Jr, et al. Enhancing health communication outcomes among ethnic minority patients: the effects of the match between participation preferences and perceptions and doctor–patient concordance [J]. Journal of Health Communication, 2016, 21(12): 1251–1259.

[5] DREW P, CHATWIN J, COLLINS S. Conversation analysis: a method for research into interactions between patients and health care professionals [J]. Health Expectations, 2001, 4: 58–70.

[6] 王天秀，焦剑 . 医患关系中的患者赋权问题探究——从患者角色的两个维度说起 [J]. 医学与哲学 ,2019,40(6):8-11,63.

现出以患者为中心(patient-centered)的沟通模式特质,即以分享信息、回应患者情绪、帮助患者应对焦虑、共同参与决策以及患者进行自我健康管理等沟通策略建立起来的医患关系。[①] 事实上,以患者为中心的沟通对医患后续的健康沟通具有直接影响——如果患者在以往的面对面沟通中获得以患者为中心的体验,他们会更频繁地在网上与医生交流。[②] 然而,以患者为中心的医患沟通需要较大的时间消耗,同时掌握每一个患者尤其是传染科患者的需求和偏好的难度较大,[③] 为以患者为中心的医患沟通方式带来挑战。

那么,理想化的医患人际沟通,以患者为中心与以医生为中心相融合的路径或许更有效率:在叙述症状、喜好和担忧等方面以患者为主导,在诊疗、疾病信息等方面则由医生展现专业。[④]

三、媒介因素:从关系认知到沟通赋能

面对面沟通时,医患双方的沟通方式、目的、技巧以及专业素养等影响着患者是否满意、友善关系能否建立。然而,当医患双方缺少直接的互动和接触,社会舆论、媒体传播等间接渠道就会取代直接经

---

① EPSTEIN R, STREET R Jr. Patient-centered communication in cancer care: promoting healing and reducing suffering [M]. Bethesda, MD: National Cancer Institute, 2007.

② JIANG S. The relationship between face-to-face and online patient-provider communication: examining the moderating roles of patient trust and patient satisfaction [J]. Health Communication, 2019, 35(3): 1-9.

③ 王彦丽,马佳鹏,邓宝成等.以患者为中心的沟通方法在传染病医患沟通教学中的应用[J].中国继续医学教育,2020,12(23):70-72.

④ SMITH R C, HOPPE R B. The patient's story: integrating the patient-and physician-centered approaches to interviewing [J]. Annals of Internal Medicine, 1991, 115(6): 470-477.

验，^① 对医患关系的形成、发展和性质产生多维度影响。^② 在与医生沟通前，患者通过媒介渠道获取健康信息，以及形成医患关系等方面的认知。加之，在社交媒体时代，普通用户的话语权增强，对医患互动相关的社会事件的关注与传播更有可能产生涟漪效应，为医患沟通带来新的风险。一项对广州市某三甲医院医生的调查显示，易受负面舆论报道影响的医生，会更消极地看待医患关系，也更倾向于采取防御性医疗行为。^③ 另外，随着新媒介技术的普及应用，以网络为中介的线上医患交流呈现出独有特点，社会公众主动沟通的参与感凸显出来。由此，媒介对于医患沟通的影响研究，从间接地对医患关系认知产生影响以及新媒体对健康信息沟通的赋能两个维度展开述评。

（一）媒体接触影响关系认知

媒体对医患关系的报道在很大程度上主导了解释意义的主动权与话语权，^④ 引导公众对医患互动的认知。此类研究围绕对报道内容的分析展开，包括对报道方式欠佳的批评；^⑤ 对信源的分析观察，如《中国青年报》的医患关系报道侧重政府、医方等消息来源，对患者的关注

---

① 崔诣晨，金阳，尹昊争. 舆情传播对医患关系的影响——基于社会融合的视角 [J]. 中国卫生法制，2020,28(4):36-40,46.

② 苏全有，邹宝刚. 近年来中国近代防疫史研究综述 [J]. 辽宁医学院学报（社会科学版），2012,10(1):60-67.

③ 周晓莹，黎莉，姚卫光. 基于广州市某三甲医院医生视角的医患关系及防御性医疗行为研究 [J]. 医学与社会，2020,33(4):109-113.

④ 庞慧敏. 论媒体在平衡社会身份与社会公正中的作用——以"医患报道"为视角 [J]. 现代传播（中国传媒大学学报），2012,34(4):151-152.

⑤ 阳欣哲. 媒体传播对医患关系影响研究 [D]. 上海：上海交通大学，2012.

度不高；① 对媒体的报道态度的分析——报纸媒体报道医患纠纷时保持中立态度，侧重法律、医学知识的科普，② 都市报更倾向于从社会层面寻求医患冲突的解决办法；③ 在报道框架上，媒体偏好描述医患冲突，对矛盾调解、涉医施暴者法律制裁等内容覆盖偏少。④ 如果媒体报道偏向于对医患关系的负面解读，医患沟通的风险可能被间接放大，有调查显示"媒体导向偏颇"是导致医患关系紧张的第二原因。⑤

媒体报道能否缓解医患矛盾？有观点认为，如果媒体对医患矛盾过分渲染，就容易形成医患矛盾的固有印象，使社会公众产生不满情绪。⑥ 陈曦等学者认为媒体断章取义以及无知型的报道对于医患关系恶化有影响；⑦ 大众媒体中医务人员话语权的缺失，有可能加剧医患冲突。⑧因此，媒体关于医患关系及医患沟通等事件、社会现象的报道要更加客观、冷静地反映，而不是追求"冲突感"和热度的议题选择。

另外，媒介对于某群体的形象建构在一定程度上影响着群体间的沟通互动。在医患关系的媒体研究中，医生形象建构是一大重点。研

---

① 江爱霞.《中国青年报》医患关系报道研究 [D]. 南昌：南昌大学,2014. 李嘉新，郑伟康，李盈.边缘的行走：传统媒体医患关系报道——以 2013 年《中国青年报》为例 [J].中国报业,2014(10):41-42.

② 万阳."医患纠纷"的媒介呈现 [D]. 合肥：安徽大学,2015.

③ 苑青青.媒体医患冲突报道的责任归因研究 [D]. 广州：广东外语外贸大学,2020.

④ 陈第华.医患关系紧张"伦理诊治"的合理性及其限度 [J]. 江苏大学学报(社会科学版),2020,22(5):52-63.

⑤ 桑利娥.健康中国视角下基层医患关系现况调查及策略研究——基于陕西省基层医疗现状的调查 [J]. 中国医学伦理学,2020,33(5):605-610.

⑥ 郑宣.基于认知差异的医患冲突的治理研究 [D]. 长春：吉林大学,2020.

⑦ 陈曦，魏红.媒体不当报道与医患矛盾的危机传播研究 [J]. 现代传播(中国传媒大学学报),2014,36(11):165-166.

⑧ 张茜茜.沉默的天使——论大众媒体中医务人员话语权的缺失 [A]. 2006 中国传播学论坛论文集（Ⅱ）[C],2006:10.

究表明，纸质媒体呈现出的医生媒介负面形象减少，正面形象报道比例明显增加。[①] 但媒体中的医生形象依然呈现两极化：救死扶伤的正面形象以及医患纠纷中与患者对立的形象。[②] 例如，"白衣天使、逆行战士、爱国志士"等内容表述 [③] 突出了医护人员的积极媒介形象。由此可见，媒介建构的医生形象逐渐显示出正向特征，但是医生与患者在冲突报道框架下依然存在被"对立"的现象。

媒体内容接触对于现实医患沟通的影响不是直接的，也不是迅速的，而是通过建构报道框架及媒介现实的方式，对社会公众的医患关系认知带来潜移默化的影响。在缺乏健康知识的情况下，媒介内容接触有可能误导人们的医疗期待 [④]——在电视节目里看到的医患沟通互动行为影响着社会公众的期待和满意度，[⑤] 过分强调医生的能力和医学的作用的媒介内容虚构了"夸大"的医疗效果，[⑥] 那么，患者不切实际的期待就有可能导致医患沟通不畅的症结。因此，媒介建构出来的医疗图景有可能为态度和行为带来改变，影响患者就医和医生诊疗活动。[⑦]

---

① 陈步伟 . 新医改背景下医生媒介形象研究 [D]. 南京：南京大学 ,2013.

② 陈欣钢 . 身份、关系、角色：医疗改革媒介话语中的医患建构 [J]. 现代传播（中国传媒大学报）,2015,37(5):46-50.

③ 梁舒婷 . 新冠疫情期间医护人员媒介形象建构研究 [J]. 新闻前哨 ,2020(9):68-69.

④ SHI J, JIANG Y, HU P, et al. A surveying study on social satisfaction to current doctor-patient relationship in China [J]. Journal of Service Science and Management, 2015, 8(5): 695.

⑤ BANDURA A. Social cognitive theory of mass communication [J]. Media Psychology, 2001, 3(3): 265-299.

⑥ 韩萌 . 浅谈媒体在医患关系报道中的作用和角色重塑 [J]. 中国记者 ,2020(9):110-112.

⑦ 陈欣钢 . 身份、关系、角色：医疗改革媒介话语中的医患建构 [J]. 现代传播（中国传媒大学学报）,2015,37(5):46-50.

（二）媒体使用改变健康信息互动方式

以社交媒体为代表的网络中介传播，赋予医者与患者更宽广的交流空间，开始改变被大众媒体"僵化"的医患关系局面。互联网为实现医患沟通中最重要的信息获取与共享[①]提供机会，以社会化媒体为代表的线上医患沟通成为建立和发展医患关系的必要环节。2014年之后，国内健康传播研究更多地关注微博、微信等社会化媒体渠道，[②]作为新沟通渠道的社会化媒体，打破了既有的医患话语权力格局，[③]为社会公众提供了主动搜寻、获取、分享信息以及情感支持的平台，单一的会诊沟通渠道被拓宽，依赖大众媒体的医患关系认知传递格局被打破，给予了医患沟通新的研究维度。自此，媒介作为中介环节为医患沟通带来变化。

研究者们曾预测，以计算机为中介的沟通（CMC）将会使传统的家长式医患关系转型为更加平等和谨慎的合作关系。[④]新信息和通信技术应用于健康领域后，电子健康（E-health）、电子病人（E-patient）等名词开始被广泛使用，[⑤]通过数字资源寻找、获取、理解健康信息为医患沟通带来了更多机会和潜在风险。

---

① BRASHERS D E, GOLDSMITH D J, HSIEH E. Information seeking and avoiding in health contexts [J]. Human Communication Research, 2002, 28(2): 258-271.

② 王秀丽，罗龙翔，赵雯雯. 中国健康传播的研究对象、学科建设与方法：基于范式建构理论的内容分析 (2009—2018)[J]. 全球传媒学刊，2019,6(3):34-52.

③ 吴洪斌. 医患沟通与话语竞合：新媒体环境下医患关系的话语沟通 [J]. 山东社会科学，2017(12):116-121.

④ JOHNSON G L, RAMAPRASAD A. Patient-physician relationships in the information age [J]. Marketing Health Services, 2000, 20(1): 10-17.

⑤ TONIA T. Social media in public health: is it used and is it useful? [J]. International Journal of Public Health, 2014, 59: 889-891.

对互联网在医疗沟通中扮演的角色的相关研究工作聚焦于个人如何使用互联网进行自我诊断、如何更多了解健康状况以及获知诊断选择等方面。搜索引擎是一般用户获取健康信息的有效渠道。① 蒋少海等学者认为，在中国，线上健康信息搜寻是否充分与积极的健康后果有关联。② 通过文献分析可知，病患通过搜寻信息来扩充知识储备逐渐形成管理健康的强烈意识，使其在会诊时更有效率地与医生平等参与；③ 而双向线上医疗沟通允许用户提出问题，收获反馈，减少不确定感，以及与有相同医疗经历的用户互动。④ 健康信息的搜寻获取以及对后续健康医疗行为的指导等，凸显出患者在沟通中的主动性和权力提升。与医生在线沟通充分的患者，也表示出更多以患者为中心的沟通体验。⑤

社交媒体的运用对健康信息沟通的赋能为研究者们引入新的研究切口。社交媒体实现医患沟通的即时互动，并为双方提供接触和交换

---

① WANG L, WANG J, WANG M, et al. Using internet search engines to obtain medical information: a comparative study [J]. Journal of Medical Internet Research, 2012, 14(3): e74.

② JIANG S, LIU J. Examining the relationship between Internet health information seeking and patient-centered communication in China: taking into account self-efficacy in medical decision-making [J]. Chinese Journal of Communication, 2020, 13(4): 407-424.

③ CHIU Y C. Probing, impelling, but not offending doctors: the role of the Internet as an information source for patients' interactions with doctors [J]. Qualitative Health Research, 2011, 21(12): 1658-1666.

④ LOGAN A G. Community hypertension programs in the age of mobile technology and social media [J]. American Journal of Hypertension, 2014, 27(8): 1033-1035.

⑤ JIANG S, STREET R L. Factors influencing communication with doctors via the internet: a cross-sectional analysis of 2014 HINTS survey [J]. Health Communication, 2017, 32(2): 180-188.

信息、参与讨论以及表达情感等的工具和空间，[①] 带来医患权力关系的转变。目前，大多数医院已接入社会化媒体平台或开发 App，用于患者的线上沟通及诊疗就医事务，如此，在面对真正的医疗沟通前，用户有时间按照自己的意愿进行规划和准备。多数患者使用医院微信公众号的首要原因正是挂号、缴费等实际需要。[②] 作为成本较低的工具，社交媒体有可能帮助医方提升实践专业性和质量。[③]

要注意的是，虚拟社交网络放大了使用者的情绪传播，针对社会事件的舆论情绪往往比事实本身具有更广泛的影响力。有学者认为，国内关于医患关系的网络舆情信息以医患冲突为主，[④] 社会公众在互联网对医患关系信息表达负面情感，[⑤] 有可能降低社会公众对医方的信任。那么，网友是否对医生或医患关系普遍持有负面看法？对 2017—2019 年微博热搜中的医生相关博文及评论分析得出，微博用户对医生刻板印象有所减少；[⑥] 针对无故暴力袭医事件，社交媒体用户的情绪反映出

① ANTHEUNIS M L, TATES K, NIEBOER T E. Patients' and health professionals' use of social media in health care: Motives, barriers and expectations [J]. Patient Education and Counseling, 2013, 92: 426-431.

② 赵昕，王海英. 医院官方微信公众号使用行为与医生形象研究 [J]. 传媒论坛，2020，3(22):8-10.

③ GOMES C, COUSTASSE A. Tweeting and treating how hospitals use twitter to improve care [J]. Health Care Manager, 2015, 34: 213-214.

④ 刘伟，梁立波，薛乔丹等. 网络舆情对医患关系影响的文献分析 [J]. 医学与社会，2020，33(4):6-9.

⑤ 郝龙，王志章. 互联网负面新闻偏好对患方信任的影响——基于网络新闻大数据与 CSS2013 的实证研究 [J]. 学术论坛，2018,41(4):38-47.

⑥ 董道力. 计算传播视域下医生相关博文传播效果的影响因素和传播特征研究 [D]. 广州：广东外语外贸大学，2020.

积极的价值观。[1] 社交媒体中的情绪不能代表社会公众对于医患关系的认知态度，作为多元化用户共同参与生产的沟通平台，社交媒体内容的传播效果测量须从认知、情感、行为的三维空间进行，[2] 为线上健康信息沟通的长续健康发展总结经验。

通过线上平台专家、机构公共账号或其他用户的相关经历分享等，用户在以自己为中心的社交网络中交换信息、获得情感支持，[3] 建立自己的健康认知体系，从而在后期的医患沟通、医疗决策或健康行为改善等过程中获取更多主动权。进一步地，患者在社交媒体中分享、传播以及生产的内容有可能提升沟通效率。国外研究表明，Instagram 等社交媒体正在改变慢性病患者的生活方式，那么医方应多关注这些患者在社交媒体上的自我表露（self-disclosure）等信息来更加准确地评估慢性病痛；[4] 另外，患者将病痛叙述（illness narratives）转移到社交媒体上，平台创造的虚拟空间允许相同经历的患者分享自己的故事，[5]

① 富丽，段桂敏，李家伟等.新媒体视域下暴力袭医事件微博情绪特征与应对策略研究——以7.12天津暴力袭医事件为例[J].中国卫生事业管理,2020,37(6):442-445,476.

② 王秀丽，赵雯雯，袁天添.社会化媒体效果测量与评估指标研究综述[J].国际新闻界,2017,39(4):6-24.

③ MENEFEE H K, THOMPSON M J, GUTERBOCK T M, et al. Mechanisms of communicating health information through Facebook: Implications for consumer health information technology design [J]. Journal of Medical Internet Research, 2016, 18(8): e21.

④ SENDRA A, FARRE J. Communicating the experience of chronic pain through social media: patients' narrative practices on Instagram [J]. Journal of Communication in Healthcare, 2020, 13(1): 46-54.

⑤ RESSLER P K, BRADSHAW Y S, GUALTIERI L, et al. Communicating the experience of chronic pain and illness through blogging [J]. Journal of Medical Internet Research, 2012, 14(5): e143.

减弱患者孤立感以构建陪伴和社群互助的空间感。

（三）互联网医疗：向以用户为中心迁移的沟通

线上问诊咨询、社交媒体自我表露、患者虚拟社区的建立等，对互联网医疗生态的形成起到助推作用。互联网医疗促使传统问诊和沟通流程发生结构性变化，为医患沟通带来诸多便利和新的风险。

首先，线上互动减小了健康信息沟通付出的时间成本。以网络为中介的传播因其异步传播特质，沟通双方无须强制性实时互动，这对于时间紧张的医生来讲是相对方便的沟通方式；[1] 线上交流也使患者节约了时间成本，缓解了信息和情感焦虑，以达到较高满意度。[2] 同时，线上交流为医患双方躲避"人情负担"提供了隐蔽空间。[3]

其次，互联网健康信息沟通有助于提升就医效率，改善就医体验。邱晨等学者发现远程医疗能够丰富医生对患者病情的了解，提升确诊/救治率。[4] 实证数据显示，移动终端信息服务平均增加了 11% 的出席率以及 22% 的医疗服务依从性（medication adherence）。[5] 另有研究表

---

[1] MILLER E A. Telemedicine and doctor-patient communication: a theoretical framework for evaluation [J]. Journal of Telemedicine and Telecare, 2002, 8(6): 311-318.

[2] 曹博林，王一帆. 沟通弥合与患者感知：基于链式中介模型的线上医患交流效果研究 [J]. 现代传播（中国传媒大学学报），2020,42(8):54-63.

[3] 周敏，侯颗. 患者赋权还是医生本位？——移动医疗应用中线上社会资本对医患关系的影响研究 [J]. 全球传媒学刊，2019,6(3):53-72.

[4] 邱晨，唐铭坚，吴伟晴，等. 大型医院深入开展远程医疗服务探索[J]. 中华医院管理杂志，2015,31(10)：775-778.

[5] KASHGARY A, ALSOLAIMANI R, MOSLI M, et al. The role of mobile devices in doctor-patient communication: a systematic review and meta-analysis [J]. Journal of Telemedicine and Telecare, 2017, 23(8): 693-700.

明，基于互联网的慢性病随访能使医护人员获得更好的认可。[1]

但是，在线医患沟通的负面效应同样引起研究者们的关注。完全依赖网络中介的健康传播存在潜在风险——李烽等学者的研究表明互联网使用会降低社会信任从而间接影响患方信任；[2] 过多的病例细节曝光于网络有可能失去患者隐私，[3] 无论这种曝光是来源于专业人士还是患者自身。[4] 另外，信息系统漏洞和操作不便也会影响患者满意度。[5]

具体到对医患关系的维系，网络诊疗暗含的消费逻辑使医患关系日益被"物化"，[6] 线上医疗平台为监管医生行为所构建的患者评价机制进一步强化了这种逻辑，[7] 追求医疗服务质量的用户与在乎口碑的医生的互动关系被异化。另一种可能性在于，当疾病与病人分离，[8] 医生们因担心负担加重扰乱工作流程，以及缺少在线与患者沟通的时间成本的等价兑换机制等不愿意使用在线医疗咨询工具。因此，周敏等学

① 杨丽，陈上，何晓慧等.基于互联网的医院社区合作型慢病随访医方价值分析 [J].护理学杂志 ,2016,31(1):85-88.

② 李锋，刘杨.互联网使用、社会信任与患方信任——基于因果中介模型的分析 [J].中国社会心理学评论 ,2020(1):81-94,185.

③ CHRETIEN K C, KIND T. Social media and clinical care: ethical, professional, and social implications [J]. Circulation, 2013, 127(13): 1413-1421.

④ MCKEE R. Ethical issues in using social media for health and health care research [J]. Health Policy, 2013, 110(2-3): 298-301.

⑤ 郝晓宁，马骋宇，刘志业等.医患双方对基层医疗卫生信息化建设的满意度研究 [J].卫生经济研究 ,2020,37(7):6-9.

⑥ NEVILLE R, MARSDEN W, MCCOWAN C, et al. A survey of GP attitudes to and experiences of email consultations [J]. Journal of Innovation in Health Informatics, 2004, 12(4): 201-205.

⑦ 施立.在线医疗社区激励机制对医生交流情感影响研究 [D].武汉：武汉大学 ,2018.

⑧ 王平，王士伟.试论"网络医院"中医患关系问题及对策 [J].中国卫生经济 ,2004(6):76-77.

者认为，移动医疗 App 在构建以平等互利为基础的新型医患关系的同时，患者被赋予的在专业知识之外的其他信息权力在某种程度上让医患关系处于"亚健康"状态。[①]

四、文化因素：医患沟通的语境依赖性

医患沟通是医疗服务的重要组成部分，它关系着医疗质量和效率，也关系着医患双方的权益和满意度。医患沟通的模式和方式受到多种因素的影响，其中文化因素是不可忽视的一个方面。不同的文化背景和价值观会导致医患沟通在目的、内容、形式、策略等方面的差异，也会影响医患沟通的效果和评价。因此，探讨医患沟通的文化差异，对于提高医患沟通的水平和质量、促进医患关系的和谐与信任，具有重要的理论和实践意义。

欧美文化和中国文化下的医患沟通模式有明显的差异。欧美文化倾向于以患者为中心的沟通模式，强调医患之间的平等、合作、共识和尊重，医生的角色是患者的合作伙伴和顾问，患者的角色是医疗决策的主体和参与者。中国文化倾向于以医生为中心的沟通模式，强调医患之间的等级、权威、服从和信赖，医生的角色是患者的领导和指导。欧美文化和中国文化下的医患沟通方式和风格特质也有显著的差异。欧美文化下的医患沟通方式和风格特质强调以分享信息，回应患者情绪，帮助患者应对焦虑，共同参与决策以及患者如何进行自我健康管理等沟通策略。中国文化下的医患沟通方式和风格特质强调医生传递

---

① 周敏，侯颖.患者赋权还是医生本位？——移动医疗应用中线上社会资本对医患关系的影响研究 [J]. 全球传媒学刊，2019,6(3):53-72.

知识、指导患者行为、缓解患者痛苦的单方面制定决策以及医生进行
健康监督等沟通策略。

述评发现，大部分医患沟通研究的理论和模型都是以"我"为中
心展开的，[①] 而亚洲文化的沟通过程强调减少自我为中心，这对欧美思
维逻辑和理论化来说是盲区；同样地，社会等级秩序和以家庭为中心
的伦理也挑战着基于欧美文化语境的医患沟通学术研究。[②] 无论是人际
影响还是媒介作用，聚焦于欧美视角的医患沟通研究易对其他文化语
境下的医患关系分析造成偏差。

我们要意识到，不同的文化语境下对医患沟通以及医患关系的解
读千差万别。与欧美文化不同，亚洲国家的医患沟通倾向于间接的、
隐喻的方式。[③] 比如，中国、日本等东亚文化中，家庭成员在医患沟通
中扮演着更加积极的角色，[④] 在医疗决策的过程中有时候其重要性超过
了患者本人，部分原因是集体主义式的决策传统以及儒学规范。[⑤] 对于
医患沟通的研究，要跳脱出欧美的理论思维惯性，回归到具体的文化

① MIIKE Y. An asiacentric reflection on Eurocentric bias in communication theory [J]. Communication Monographs, 2007, 74(2): 272-278.
② BELL D. China's new Confucianism: politics and everyday life in a changing society [M]. Princeton, NJ: Princeton University Press, 2010.
③ MATUSITZ J, SPEAR J. Doctor-patient communication styles: a comparison between the United States and three Asian countries [J]. Journal of Human Behavior in the Social Environment, 2015, 25(8): 871-884.
④ CHEN L. Vulnerable live patients, powerful dead patients: a textual analysis of doctor-patient relationships in popular Chinese medical dramas [J]. Cogent Arts & Humanities, 2019, 6(1): 622-626.
⑤ ISHIKAWA H, ROTER D L, YAMAZAKI Y, et al. Physician-elderly patient-companion communication and roles of companions in Japanese geriatric encounters [J]. Social Science & Medicine, 2005, 60: 2307-2320.

语境下，因为文化差异对于人们判断什么是好的医疗护理是有决定性影响的。[①] 因此，后续关于医患人际沟通以及媒体影响、媒体赋能等方面的分析，要置于具体的语境中进行，同时结合社会境况具体问题具体分析。

　　根据健康传播领域的医患沟通研究的梳理与述评，本研究主要探寻在医患沟通的健康传播过程中，人际交流的影响，以及大众媒体、社会化媒体平台如何为医患沟通带来潜在影响。人际交流聚焦于传统意义上医生与患者的面对面沟通，而沟通效果是否良好受到医生的沟通方式的重要影响；媒体研究将外延扩大，大众媒体如何影响关于医患沟通的社会认知，以及以网络媒体平台为中介的健康科普、线上交流带来怎样的启示，将在后续章节的具体分析中阐述。

---

① SCARPACI J L. Help-seeking behavior, use, and satisfaction among frequent primary care users in Santiago de Chile [J]. Journal of Health and Social Behavior, 1988, 29(1): 199-213.

第三章

媒介化与信息沟通多元因素的互动关系

　　健康信息沟通早已超越诊室中面对面交流的线性活动，数字化的媒介渠道为健康信息沟通注入新的内涵，带来新的机遇，同时伴生新的难痛点和挑战，反之，媒介化的健康信息沟通影响了医者与患者的社会关系，改变了医疗机构与其他社会领域的互动。从媒介化理论视角对健康信息沟通的形式、效果等问题的分析研究，我们可以更深入和广泛地理解数字时代媒体、医学和社会之间的复杂和动态的关系。我们也可以识别不同数字媒体对健康信息沟通的优势和劣势，并制定策略和指导方针来优化媒介化的健康交流，同时识别媒体传播为健康信息沟通带来的问题，等等。

　　媒介化对于研究数字时代的健康信息沟通及沟通关系是具有指导意义的，因为它影响了患者和医生如何相互交流，获取和使用健康信息，以及做出医疗决策。数字媒体，如网站、App 应用、社交媒体和远程医疗服务等，为医患沟通提供了新的机遇和挑战。一方面，数字媒体可以提高健康信息沟通的质量、效率和便利性，以及患者和医生的赋权、参与和满意度。另一方面，数字媒体也可以为医患沟通制造障碍、风险和冲突，如信息过载、错误信息、隐私泄露和权力失衡。[①]

　　沟通是一个复杂而动态的过程，是一个立体的多方面过程。健康信息沟通受到各种因素的影响，如患者和医生的个人、文化、社会和制度背景。这些背景塑造了患者和医生的期望、偏好和行为，以及沟通的结果和影响。媒介化与这些因素相互作用，从而以各种方式影响患者和医生之间的沟通。上一章节已经探讨多元因素对健康信息沟通效果及沟通关系建立的影响作用。这一板块主要探讨媒介化与其他背景因素的相互作用，以在横切面上厘清不同类因素的复杂关系，即揭示不断演变的媒体环境如何与塑造健康信息沟通互动的多样背景和环境产生相互作用。

　　个人背景包括患者和医生的个体特征和经验，如年龄、性别、教育、个性、价值观、信仰、情感或动机。媒介化通过向患者和医生提供健康和医疗的信息和形象与个人背景相互作用，影响其自我认知、自我表达和自我调节。每个社会公众具有个体独特性，媒介化改变了个体获取、处理和传达健康信息的方式。教育成长环境、健康素养和数字素养等个人因素在调节媒体对健康信息沟通影响中发挥着至关重要的作用。个体对信息的选择性接触及认知偏好存在个人差异，因而具体的医患沟通和广义上的健康信息沟通均受到个人背景因素的影响。另外，得益于人工智能算法的深度应用，数字媒介化实践已经可以实现为不同需求和偏好的个体提供定制的信息，赋予每个个体独有的服务和交流体验，然而个性化带来精准化传播的同时，过滤泡、信息茧

---

① Zhang, H. The shift in the narrative of doctor-patient communication and the cultivation of medical information exchange communication based on the information technology era [J]. Mobile Information Systems, 2022, 1-11.

房等负面效应相迎伴随而来。医疗健康信息必须准确、科学，如果个体因个人差异出现选择性接触和选择性回避等行为，会对有效的健康信息沟通和健康科普带来不小的障碍。

文化动力深刻地影响了健康信息沟通中的沟通风格、健康认知和决策过程。例如，患者可能使用数字媒体获取和分享影响其文化意识、理解和尊重的健康信息，或者寻求和表达文化归属、身份或多样性的需求，这可能会影响其文化态度、行为和结果。同样，医生可能使用数字媒体获取和提供影响其文化意识、理解和尊重的健康信息，或者寻求和表达文化能力、敏感性或多样性的需求，这可能会影响其文化态度、行为和结果。

社会环境，包括家庭关系、同辈影响和社会规范，塑造了开展健康信息沟通的社会结构。医疗政策、组织结构和技术基础设施等，实则是在更加宏观的方向上影响医患沟通。社会公众舆论探讨、新闻媒体监督等媒介化实践通过影响医疗政策、引入数字健康平台和塑造技术在医疗实践中的运用与上述因素相互作用。

综上所述，媒介化与个人、文化、社会和制度背景的相互作用在塑造医患沟通的格局中起着重要作用。医疗专业人员必须认识并适应这些复杂的相互作用，以提供以患者为中心、具有文化敏感性和背景适应性的交流服务。通过理解所涉及的复杂动态，医疗体系可以充分利用媒介化的潜力促进健康平等，并通过数字健康干预促使患者参与，最终提升在多样的不断演变的媒介环境中的医患沟通的质量。

一、媒介化对健康信息沟通的积极影响

媒体可以对健康信息沟通的具体交流内容、感受互动等带来积极

影响，媒体能提升健康信息沟通的质量、效率和便捷性，同时提升患者的赋权感、参与度和满意度。

健康信息沟通的质量指的是沟通双方之间的互动是否能够满足双方的需求和期望，如准确性、清晰度、完整性、相关性、及时性，以及达成相互理解等。大众媒体和数字化新媒体所具备的多种传播形态和沟通方式，如文本、语音、视频或图像等，可以根据医患群体的沟通偏好和所处情境提供适应性的协助策略，提升信息的准确性、清晰度和完整性等，从而提升医患沟通的质量，特别是远程医疗、患者自我诊疗等数字化的健康传播形式，数字化媒体发挥着重要作用，让交流互动与信息传播过程更加及时和实时。数字媒体还可以促进健康信息的获取和交流，如通过各类在线平台查询医疗记录、检查结果、获取健康科普资料或患者反馈等，从而提高沟通的准确性和完整性。此外，随着媒体智能化程度的加深，人工智能技术开始应用于医疗领域。在未来，聊天机器人、生成式人工智能获取可以提高医患交流的效率，适当降低沟通成本，而人工智能提供的解决方案，如自然语言处理或决策支持系统，有可能帮助提高医生传递专业意见的解释能力，提升患者对医疗决策、治疗方案、健康科普信息的理解能力，从而协助其健康行为的改变和健康行动。[①]

健康信息沟通的效率指的是沟通在实现期望结果时使用最少资源（时间、成本或努力）的程度。数字媒体可以通过减少沟通的障碍和

---

① AFFINITO L, FONTANELLA A, MONTANO N, et al. How physicians can empower patients with digital tools: a joint study of the Italian Scientific Society of Internal Medicine (FADOI) and the European Federation of Internal Medicine (EFIM) [J]. Journal of Public Health, 2022, 30: 1-13.

延迟（距离、可用性或等待时间等）来提高医患沟通的效率。数字媒体还可以增强沟通的便利性和灵活性，如允许患者和医生随时随地进行沟通，以及为大型医疗机构的在线挂号、修改预约、费用支付等烦琐的就诊事务提供较强的灵活性。此外，数字媒体的介入及运用还可以优化沟通的工作流程，如对患者提供自动提醒、通知或后续安排的信息化服务，或简化文档、账单或转诊等流程。[①]

健康信息沟通的便捷性指的是沟通对双方而言的轻松和舒适程度。数字媒体可以通过提供各种沟通的选项和功能（在线平台、移动应用等），以适应不同的需求和偏好，从而提升健康信息沟通的便捷性。在未来，可穿戴设备或传感器等智能化媒介极有可能成为监测患者症状及身体变化的媒介化方式。数字媒体还可以提高沟通的用户体验和满意度，如提供个性化、交互性较强的虚拟沟通体验，或通过在线平台积极征询患者反馈，抑或商业化医疗平台聚合使用者的评级或评论以帮助更多用户做出决策等，均是通过数字化媒介渠道提升患者参与便捷性的措施。此外，数字化媒体还可以保证医患沟通的私密性和安全性，如加密、匿名化或保护健康数据，为医生和患者提供了适当的自由度，以提升沟通的舒适度，而这一点是诊室中面对面交流不容易取得的效果。

患者赋权指的是沟通如何增强患者管理自己的健康和医疗的能力和信心，包括知识、技能和动力等。数字媒体可以通过向患者提供医疗信息和健康科普信息提高他们的健康素养、意识和理解水平，从而通过提升患者认知以提供更多的赋权可能性。数字媒体还可以使患者

---

① VOOGT S J, PRATT K, ROLLET A. Patient communication: practical strategies for better interactions [J]. Family Practice Management, 2022, 29(2): 12-16.

主动参与并共同协作，进行医疗诊疗决策和健康干预行动，医院网站、社会化媒体等为患者提供了可以分享意见、偏好或健康目标的平台入口。针对健康促进等事项，媒体赋予患者权力共同决策或制订计划。此外，社会化媒体还可以激发患者乃至更广大的社会公众采取行动，对自己的健康和医疗负责，如通过在线社区和患者互助虚拟社群等提供情感支持和信息支持，另外，数字化应用程序还能帮助他们监测健康状况、行为或结果，或遵循治疗指导或建议。

患者和医生的参与度指的是沟通如何促进他们在医疗中的参与和关系，包括医生与患者是否建立信任、尊重和共情等。媒介化的交流方式创造了更多的沟通机会和渠道，因其不受场景和时空限制的便利条件，使得医患沟通的开启、维持以及持续沟通成为可能，即使不身处同一城市的双方也可就病症或患者诉求展开交流，同时在线渠道也使延时性的双方反馈或支持成为可能，从而提升了患者和医生的参与度。此外，数字媒体还可以促进在沟通中建立和维护融洽和信任，如建立共同基础、相互理解或共享目标，或展现尊重、共感或同情等。

患者满意度指的是沟通是否满足或超出患者在医疗中的期望和需求，包括质量、效率和便利性等。数字媒体可以通过提供积极而有益的沟通体验来提高患者的满意度，如满足他们的沟通目标、需求或偏好，或解决他们的沟通问题或关切。数字媒体还可以改善他们的健康状况和提高生活质量，如通过行为监测服务改善健康状况和促进健康行为、建立医患和患者在线交流沟通空间增加信息支持和情感支持，或通过自媒体影响者、医疗机构等的健康科普传播降低患者的健康风险、成本或减轻患者的负担。此外，社会化媒体平台及各类数字应用，通过提升服务价值和流畅的交互体验，还可以增强患者等使用群体的使用黏性和提高留存率，以扩展医患沟通关系的面向和深度，从而维系沟通的连续性，打破医者与患者既定的关系模式，建立更深层的情感关联，以提升患者对医疗健康体验满意度的长续效应。

二、媒介化对健康信息沟通的消极影响

总的来说，数字媒体可以通过为沟通双方提供各种利益和优势来提升健康信息沟通的质量、效率和便利性。然而，数字媒体也可能对医患沟通带来一些挑战和风险，如信息过载、错误信息、隐私泄露或权力失衡等，因此，使用数字媒体进行医患沟通时，重要的是正确而有效地使用，并评估和监测其影响和结果。

信息过载是指患者和医生接触到的信息超过了他们能够处理、理解或有效使用的程度。各类网站、微博、微信等社交媒体或应用程序，极大地增加了在线健康信息的数量、种类，导致信息过载。信息过载会影响医患沟通的质量和效率，以及患者和医生的赋权和满意度，造成医患双方的混乱、焦虑、压力或疲劳。信息过载还可能导致患者的信息回避、选择性接触或确认偏见，影响沟通的准确性和完整性。[1]

错误信息是指患者和医生遇到的不准确、不完整或误导性的信息，可能影响他们的健康信念、行为或结果。数字媒体通过促进不基于科学证据的健康信息的创建、传播和消费，导致错误信息，如谣言、神话、恶作剧或假新闻。错误信息会造成医患双方不信任、怀疑或冲突。错误信息还可能导致健康素养差距、知识缺陷或错误决策，影响沟通

---

[1] MARINO F, ALBY F, ZUCCHERMAGLIO C, et al. Digital technology in medical visits: a critical review of its impact on doctor-patient communication [J]. Frontiers in Psychiatry, 2023, 14.

的相关性和及时性。

隐私泄露是指患者和医生的个人健康信息，如医疗记录、检验结果或处方，遭到未经授权的访问、披露或使用。依托数字媒体平台的各类在线健康信息具有脆弱性和暴露性的隐患，导致隐私泄露，如对某个人信息的深度挖掘搜索、网络钓鱼或数据泄露。隐私泄露会造成恐惧、愤怒或尴尬，还有可能导致身份盗窃、欺诈或勒索，影响沟通的安全性和完整性，[①] 对在云端留存过数据记录的个人造成心理伤害。

权力失衡是指患者和医生在医疗保健中经历不平等或不公平的权力、影响力或控制力的分配，如访问、参与或决策。数字媒体产生数字鸿沟，导致权力失衡。数字鸿沟是指有能力和技能使用数字媒体的人与没有的人之间的差距。权力失衡会造成挫折、怨恨或疏远，还可能导致歧视、边缘化或排斥，影响沟通的多样性和公平性。

三、媒介化对沟通期望、偏好的塑造

在健康传播领域，媒介化是指媒体对医疗领域内沟通、决策和信息传播的各个方面产生的深远影响。它包括将媒体融入医疗实践的过程，改变患者和医生如何获取信息、做决定和进行沟通的方式。媒介化作为一个多层次的概念，在塑造患者和医生在医疗沟通与决策过程中的期望、偏好和行为方面发挥着至关重要的作用。

期望是指沟通双方从沟通和决策过程中期待或希望得到的东西，如相互交流的质量、效率或便利性，或者决策的结果和影响。大众媒

---

① MARINO, F, ALBY, F, ZUCCHERMAGLIO, C., & FATIGANTE, M. (2023). Digital technology in medical visits: a critical review of its impact on doctor-patient communication. Frontiers in Psychiatry, 14.

体的新闻报道、影视作品等媒体产品，能够有效塑造社会公众对于医疗体验和医生群体的期望。例如，根据媒体对理想医生或医疗场景的描绘，患者可能期望医生更加专注、反应迅速或富有同理心，或者提供更加个性化、互动或引人入胜的沟通。同样地，医生也会通过媒体框架形塑自己的职业期望和沟通期望等，基于媒体对理想患者或医疗实践的描绘，医生可能期望患者更具信息、参与度或责任心，或者做出更具证据支持、理性或一致性的决策。通过各种媒体渠道，个体可以接触到大量与健康相关的信息，形成一个影响他们期望的框架。例如，患者可能会根据媒体来源获取的信息，对治疗结果、康复过程或某些药物的有效性产生期望，从而影响了医患关系。

媒介化深刻地塑造了健康信息沟通过程参与者的偏好。患者往往会根据媒体呈现的医疗实践形成对特定治疗方法、医疗专业人员或医疗机构的偏好。受到成功的医疗实践和突破性治疗呈现的影响，医生也可能对某些方法或干预方式产生偏好。因此，媒介化充当着一种塑造力，将偏好与通过各种媒体渠道呈现的叙事统一起来。通过呈现不同的叙事、医学理念和治疗选择，媒体塑造了患者和医生的偏好。患者通过不同的媒体渠道接触到各种医学信息，可能会根据其认为的有效性和与个人价值观的一致性，形成对特定治疗、药物或医疗提供者的偏好。对于医生而言，媒体通过介绍新兴的医学技术、替代治疗和受媒体影响的患者偏好，影响了他们的偏好。医务专业人员可能会调整方法，以符合受媒体影响的患者对健康和健康实践的看法。

四、媒介化对健康沟通行为的调试

在媒介化的影响下，患者和医生的行为模式和健康信息沟通模式发生了实质性的变化。行为模式涉及患者和医生在其沟通和决策过程中实际执行的事物,如他们相互交流的频率、持续时间或强度,或者决策的行动、后果或反馈。受到媒体传播的健康信息影响,患者可能会改变他们的医疗行为,如自我诊断、治疗依从性或积极参与医疗决策;或有可能更频繁、简短或随意地与医生交流,在健康沟通和决策中采取更主动、自治或多样化的决策。反过来,由于媒体信息赋予患者更多的认知可能性和期望偏好,医生可能会调整他们的沟通方式和治疗方法,更有选择性、战略性或专业性地与患者交流,或者在健康沟通和决策中采取更谨慎、基于证据或标准化的决策。

媒介化呈现为社会公众提供了医患沟通的脚本和行为框架,这在很大程度上改变了患者和医生之间的沟通。患者从各种媒体来源获得信息后,可能会积极参与医疗提供者的讨论,寻求解释、替代方案或额外信息。患者和医生的决策过程显然受到媒介化的影响。患者可能会带着基于媒体描绘的信息进入医学咨询,影响他们对治疗选择或生活方式变化的决策。医生则必须应对这一信息的涌入,调整他们的沟通策略,提高透明度、理解和共享决策,平衡医学专业知识与受媒体化塑造的患者偏好之间的关系。

综上所述,媒介化通过提供能够影响患者和医生标准、价值观和动机的医疗信息和影响,塑造了患者和医生在其沟通和决策过程中的期望、偏好和行为。媒体对患者和医生行为的影响是深远的,影响了他们的沟通方式、共同决策的参与度以及在医疗过程中的导航。媒体通过影响患者的健康信息搜寻行为、对医疗建议的遵循以及他们与医疗提供者的沟通方式,塑造了患者的行为。患者可能根据从媒体来源获取的信息表达特定的症状或请求特定的治疗。同样地,媒体通过塑造医生的沟通风格、医患共同决策的方式以及对患者行为的反应，影响了医生的行为。然而，媒介化对沟通与决策的质量和结果产生积极影响，还是负面影响，取决于患者和医生如何使用和解释媒体信息和影响。因此，对于健康沟通和决策，批判性和负责任地使用媒体，以及评估和监控其影响和结果，具有重要意义。

五、媒介化与沟通关系的动态平衡

媒介化作为当代社会中无处不在的力量，将其影响延伸到健康信息沟通双方之间微妙的关系动态中。媒介化在塑造权力关系、医患信任、患者满意度中发挥效用，以及渗透在如何应对医患关系中的冲突或分歧的细微方面。

媒介化具有重新配置医患关系中权力动态的能力和可能性。权力动态指的是在医疗保健关系中权力、影响力和控制的分配和行使。就以往而言，医学专业知识使医生在决策中占据主导地位。然而，随着来自各种媒体的健康信息的涌入，患者被赋予了知识，改变了传统的权力结构。媒介化将权力的中心转向了被告知的患者，挑战了传统的家长式模型，促进了共享医疗决策过程的推进，患者也在自我搜寻、自我诊疗的过程中，逐渐提高了参与意识和主动沟通的能力。特别是在线医疗平台，赋予了患者及网络用户对医生进行评价、筛选和评级等权力，扭转了传统诊室中医生主导交流沟通过程的局面。

另外，建立良好的医患关系的必需要素是医患双方的信任。可以说，信任是积极健康的医患关系的基石，而媒介化实践在这方面可发挥积极或消极的作用。一方面，广泛获取健康相关信息可以增强患者的自主性，健康信息的公开透明以及数字媒体赋予的共享平等对话体验，能够培养沟通双方的信任感。另一方面，来自媒体的错误信息或相互矛盾的信息可能侵蚀信任。例如，过量的关于医患冲突、医疗事故等方面的新闻报道，以及媒介产品对冲突关系的过分渲染，有可能导致医患双方的怀疑和紧张，进而对维护友好和谐关系带来损害。若媒介化实践引发医患双方的冲突或分歧，例如，媒体呈现或展露的不同观点导致双方误解或医生与患者群体的期望产生分歧，则会出现涟漪式的负面效应。在应对冲突或分歧时，媒介化实践要发挥效用，因为有效沟通是解决冲突或分歧的重要方式。因此，作为中介和沟通桥梁的媒体，应在医患互动中寻求建立和维护信任的微妙平衡作用，促使医生调整其沟通策略，以应对受外部信息影响的患者关切，促进公开对话，以和平解决冲突和分歧。

在医患关系中，媒介化对权力动态、信任、满意度以及冲突解决的影响是多层次的。媒介化使患者获得信息的同时，也带来了来自媒体的错误信息和相互冲突的叙事。医疗服务提供者必须适应这个不断变化的环境，通过优先考虑透明沟通、共享决策和冲突解决策略来实现医患动态中的传统权力结构向协作医疗关系的重塑，最终增强医患动态中的信任、满意度和有效冲突解决。

六、媒介化与多元化的健康信息

媒介化实践在社会公众获取健康信息和服务方面起到了至关重要的作用，大众媒体、社会化媒体以及智能化媒体等极大拓宽了健康信息获取的可能性和渠道，增加了可能性，从而满足社会公众多样化的健康信息需求。与此同时，数字化、智能化的健康服务扩大了媒介化健康信息沟通的外延，使伴随技术革新的媒介化进程与改善医疗的社会化进程建立起更加紧密的互动影响关系。

可以说，媒介化实践的一个关键贡献在于其对健康信息获取的影响。通过各种媒体渠道，患者和医生可以获取到大量与健康相关的内容。获取包括患者和医生获取和使用健康信息和服务的能力和机会，如网站、应用程序、社交媒体或远程医疗。媒介化通过提供各种渠道和平台来扩大医疗保健的覆盖范围，提高便利性和可负担性，从而促进了患者对健康信息和服务的获取。例如，患者可以使用数字媒体从各种来源搜索和获取健康信息，如在线平台、论坛或评论，或者从不同提供者那里寻求和接收健康服务，例如在线咨询、处方或转诊。同样，医生可以使用数字媒体从各种来源获取和提供健康信息，如数据库、指南或决策支持系统；或者向不同的患者提供健康服务，如远程诊断、监测或治疗。

媒介化促使实时更新、突发新闻和医学进展的多元观点，实现了信息的及时广泛传播。然而必须注意的是，广泛意义上健康传播中的媒体角色具有两面性。在积极方面，它使准确和以证据为基础的信息传递成为可能，使个体具备知识以做出明智的决策。各种媒体渠道为健康话题中的多元声音、观点和文化表达提供了平台。这种多样性对满足多元人群的独特需求、促进包容性具有重要意义，特别是关涉高度敏感的健康医疗领域。在消极方面，多元媒体在确保健康信息丰富性的同时，也为患者及其他社会公众精准定位有效信息增加了不少难度，间接提升了普通公众的信息获取成本。另外，真假难辨的信息、信源是否权威、可靠、真实等加重了普通公众的媒介化体验负担，致使健康信息的搜寻与获得存在着明显的人群差异；健康素养、媒介素养的高低区分了个体接触的信息质量，造成了新的不平等和健康信息认知鸿沟。数字平台、医疗网站和在线数据库有助于医学知识的民主化。然而，信息的民主化引发了对内容的质量控制和准确性的担忧，需要对信息源进行批判性评估，并在医疗保健中强调以证据为基础的实践。

总而言之，媒介化对患者和医生可获取的健康信息和服务的影响是显著的。媒介化通过提供信息和施加影响促使患者和医生获取高质量和多样性的健康信息和服务，从而影响它们的可用性、可靠性和适应性。然而，媒介化对健康信息和服务的结果和影响也可能产生积极或消极的影响，具体取决于患者和医生如何使用和解释媒体信息和影响。因此，对于健康信息和服务，媒介化的使用需要进行批判性的评估和甄别。同时，研究者和实践者也必须意识到，健康信息的媒介化会带来信息质量低下、数字不平等问题。医疗专业人员和决策者则必须在适应媒介化环境和媒介逻辑规律的基础上，策略性地制定或调试沟通方式及健康传播方式，以最大限度地优化优势，有效规避潜在的限制和问题，确保媒介化实践对医患关系和整个医疗健康生态产生积极影响。

第四章

面对面交流：沟通偏好与期望

　　患者与医生之间受到诸多条件和变量的影响，而面对面交流是建立沟通互动关系最直接的方式，医患交流的效果是否良好直接影响患者满意度，从而对长续医患关系的建立和患者健康态度与行为的改变产生潜在影响。医生与患者间的互动受到个人、人际、媒体、组织以及文化语境的影响。[①]当患者与医生面对面沟通时，信息流动和情感建立等是促成医患关系建立的主要语境；沟通是否满意、信息交流是否充分、针对病患的决策是否准确等，使当面沟通成为建立医患关系的重要一步。医患之间是否有效沟通是决定后续治疗能否顺利开展的重要基础因素。[②]实证研究表明，有效的医患沟通不仅对准确诊断和治疗

---

① STREET R L. Communication in medical encounters: an ecological perspective [M] // THOMPSON T L, DORSEY A M, MILLER K I, et al. Handbook of health communication. Mahwah, NJ: Lawrence Erlbaum Associates, 2003: 63-93.

② WANG Q. Doctor-patient communication and patient satisfaction: a cross-cultural comparative study between China and the US [D]. Purdue University, 2010.

效率具有正向影响,也会增强患者理解和提高患者舒适度。[①]

一、聚焦沟通技巧的研究传统

医患人际沟通的目的包括建立良好关系、交换信息以及做出治疗决策,[②] 沟通不仅是医学信息和诊疗的传递和告知,还涉及医生如何与患者建立融洽良好的沟通氛围,鼓励患者说出心中担忧疑虑以做出正确、合适的医学判断。

从对医患沟通的实证研究和经验研究中,学者们总结出显示医患沟通权力关系的诸多模式,如家长模式、告知模式、解读模式(interpretive model)以及协商模式(deliberative model)等,体现出医患信息交流以及医疗决策过程中医者和患者的控制权的流转。医疗咨询中的权力关系通过诸多因素呈现出来,包括谁设置了沟通议程和目标,患者是否被尊重以及医生承担的功能等。[③] 医患沟通时,医生不仅要根据患者病情作出医学判断和相关信息的传递,同时也要考虑患者感受、担忧等心理因素。因此,医患沟通包含医生提供指导、教育患者、讨论化验结果和病情等工具性沟通和医生表现出同情、关爱和担忧的情感性

---

① FRIEDERICHS-FITZWATER M M, GILGUN J. Relational control in physician-patient encounters [J]. Health Communication, 2001, 13(1): 75-87.

② ONG L M, DE HAES J C, HOOS A M, et al. Doctor-patient communication: a review of the literature [J]. Social Science & Medicine, 1995, 40(7): 903-918.

③ ROTER D, MCNEILIS K S. The nature of the therapeutic relationship and assessment of its discourse in routine medical visits [M] // THOMPSON T L, DORSEY A M, MILLER K, et al. (Eds.) Handbook of Health Communication. Mahwah, NJ: Lawrence Erlbaum Associates, 2003: 121-137.

沟通。[①]有学者指出，医生在沟通诊疗的过程中要判断采取何种沟通方式，如患者状况、患者对自身健康的感受、患者性格、对待医疗的态度以及社会背景等诸多信号的综合判断。[②]从这个意义来看，医生在面对面交流中要综合考量医疗与非医疗方面的诸多因素，根据患者的现实情况在具体语境中采取相应的沟通方式，才有可能达到较好的沟通效果。

医患沟通的技巧等多是从医生视角出发，强调医生应以患者为中心开启和推进沟通过程，也就是说，医生在交流对话中拥有控制权，他们需要在对患者理解的基础上突出以患者需求为中心的沟通效果，则患者满意度逐渐提高。患者认为的不充分沟通和缺乏理解通常来自医生的沟通技巧，如是否问到了重要的问题和信息，或医生是否理解了患者需要。在较为成熟的医患沟通研究中，为医生的沟通技巧提供实用性建议是重要内容。西尔弗曼（Silverman）等学者就提出了实现良好的医疗咨询沟通的步骤：开启对话，以建立融洽关系为目的并了解咨询原因；收集信息，探索病因并试图理解患者的想法；建立关系，与患者保持长期融洽的联系；解释与计划，向患者提供适当的信息以增进理解等结构化的步骤。[③]我们也应意识到，同一套沟通技巧不可能与所有文化语境下的医患沟通均适配，文化因素会对不同文化背景下的医患沟通提出新的要求。基于此，有学者提出在医患沟通中需要考

① ONG L M, DE HAES J C, HOOS A M, et al. Doctor-patient communication: a review of the literature [J]. Social Science & Medicine, 1995, 40(7): 903-918.

② GEIST P, HARDESTY M. Reliable, silent, hysterical, or assured: in their medical decision making [J]. Health Communication, 1990, 2(2): 69-90.

③ SILVERMAN J, KURTZ S, DRAPER J. Skills for communicating with patients [M]. 3rd ed. CRC Press, 2013.

虑文化适应性，RESPECT 模式强调医生不仅要在融洽（rapport）、共情（empathy）、支持（support）、合作（partnership）、信任（trust）等情感因素以及解释能力（explanation）上下功夫，还需要考虑到不同文化因素（cultural competence）有可能带来的影响，[1] 例如，不同文化中的信仰、道德标准以及对权威的看法不尽相同，而在以中国为代表的东亚文化中，患者家属在医疗决策中也起到重要作用。这就为医患沟通的效果和满意度研究拓宽了维度，使此类研究跳出欧美语境的单一框架。那么，对于中国医患沟通研究就须放在中国文化的语境中看待。

二、理论模型及研究假设

公共卫生学者等对医患关系的研究多集中于医患信任的测量、沟通技巧培训等实用方面，但是对医患沟通的传播过程所产生的效果研究并不常见，关于医患沟通带来的效果即患者是否对沟通满意，以及是否会带来患者满意度的分析是具有现实意义的。传播学视角下的效果研究与医患群体的人际沟通有机结合，带来了围绕医患沟通的理论模式，用以测量人际沟通产生的患者满意度。昂（Ong）等学者将社会背景变量、沟通过程与结果变量组合搭建模型阐释医患沟通。[2] 在该模型中，医患沟通受到文化、关系认知等既有社会背景的影响，沟通内

---

① MUTHA S, ALLEN C, WELCH M. toward culturally competent care: a toolbox for teaching communication strategies [R]. Center for the Health Professions, University of California, San Francisco, 2002.

② ONG L M, DE HAES J C, HOOS A M, et al. Doctor-patient communication: a review of the literature [J]. Social Science & Medicine, 1995, 40(7): 903-918.

容可按照工具性的和情感性的进行划分，而沟通过程会带来短期结果（即患者对沟通的满意度），以及长期结果（即患者健康状况的提升）。基于此，本章主要从医患沟通中医生的沟通方式带来的传播效果，探寻人际沟通方式对患者满意度带来的影响。

社会互动模型可以用来解释医患的沟通风格（方式）与患者满意度之间的关联。[①] 社会互动是不同个人或群体动态变化的行动过程，在社会互动中，他们的行为和反应会根据与其互动对象的行动做出调整。也就是说，分属不同群体的人在沟通互动中为某个场合赋予意义，同时解读对方的意义并做出相应反馈。有学者指出，医疗互动中，患者带有担忧情绪，同时对于医学诊断、治疗作用等知识储备较少，所以医生沟通时的情感是患者评估效果的重要因素，这种情感体现在医生的沟通风格和方式中，是对患者体现出人文关怀而非医疗案例的工具性交流。根据社会互动理论模型，患者满意度、沟通满意度与医生的沟通方式是相关的，相比于医疗信息和诊断信息，医生的沟通方式更能影响患者对医疗满意度的评价。[②] 根据上述分析，本研究做出如下假设。

H1：医患沟通效果对患者总体满意度具有正向影响。

传播适应理论提出，来自不同社会群体的人在交流时会调整或改

---

① BULLER M K, BULLER D B. Physicians' communication style and patient satisfaction [J]. Journal of Health and Social Behavior, 1987, 28(4): 375-388.

② WANG Q. Doctor-patient communication and patient satisfaction: a cross-cultural comparative study between China and the US [D]. Purdue University, 2010.

变他们的语言或非语言交流方式来达到适应彼此的目的。[1] 医生与患者来自不同的社会群体，在医患交流中医生应主动适应患者的沟通方式，用患者可以明白的表达方式向其解释或阐述问题以及推荐的治疗手段，如减少医疗专业术语的使用等。传播学者们即从医生的沟通方式角度，对医生展现的工具性沟通和情感性沟通进行测量。工具性沟通包括：提供信息、问问题、咨询和提供意见等；确定诊疗手段、告知治疗副作用或者与患者讨论检测结果；或解释采用治疗手段的原因或病因。[2] 情感性沟通主要是指医生让人感到受鼓励、放松、友好、真诚，或表现出关切；医生向患者介绍自己、言语支持、与病患闲聊等。[3] 我们可以把工具性沟通理解为医生围绕问诊的医疗健康信息传递，而情感性沟通为医生表现出的情感支持，了解健康信息和感到情感支持即患者感受到的沟通效果。

20 世纪 80 年代，伯贡（Burgoon）等研究者设计了评估医患关系的量表，[4] 通过不同维度的测量维度来评估医生在医患互动中的沟

---

① GILES H, COUPLELAND N, COUPLELAND J. Accommodation theory: communication, context, and consequence [M] // GILES H, COUPLELAND N, COUPLELAND J. (Eds.) Context of accommodation: developments in applied sociolinguistics. Cambridge: Cambridge University Press, 1991: 1-68.

② ROTER D, LARSON S. The Roter interaction analysis system (RIAS): utility and flexibility for analysis of medical interactions [J]. Patient Education and Counseling, 2002, 46(4): 243-251.

③ BULLER M K, BULLER D B. Physicians' communication style and patient satisfaction [J]. Journal of Health and Social Behavior, 1987: 375-388.

④ BURGOON J K, PFAU M, PARROTT R, et al. Relational communication, satisfaction, compliance-gaining strategies and compliance in communication between physicians and patients [J]. Communication Monographs, 1987, 54: 307-324.

通能力，该量表被广泛应用于评估医患关系的实证研究，因此伯贡
（Burgoon）等学者的六维度量表可作为对医生沟通风格和方式的预
测变量，即医生的工具性沟通和情感性沟通内容可从七个方面进行
评估。这些预测变量分别为：亲近（immediacy）：医生表现出的与
患者的亲近程度；相似（similarity）：互动双方感受到彼此相似的程
度；接受能力（receptivity/Trust）：医生表现出来的关切程度；沉着
（composure）：医生表现出的镇静或焦虑程度；正式（formality）：
互动是正式或轻松的程度；支配地位（dominance）：医生表现出的
主导权的程度；平等（equality）：患者感受到被尊重和平等对待的程
度的测量维度，有学者认为，Burgoon量表是评估医患互动中医生沟
通方式和效果的有效测量工具。[①]结合上述分析，亲近、相似、接受
能力和沉着可通过医生的情感性沟通体现，而健康信息传递的工具性
沟通可以辨别正式程度、支配程度和平等程度。根据上述分析，本研
究做出如下假设。

　　H2：医生表现出的亲近、接受能力、沉着等对患者沟通效果有正
向影响，

　　H3：医生在沟通中表现出正式感和支配主导权对患者沟通效果有
负向影响。

　　基于上述假设，本研究搭建理论假设框架分析医生沟通方式对沟
通满意度产生的影响，进而探究其对整体的患者满意度的影响。

① GALLAGHER T J. Assessment of a measure of relational communication for doctor-patient interactions [J]. Patient Education and Counseling, 2001, 38(1): 38-41.

三、问卷设计与发放

本研究委托问卷星平台进行问卷发放和回收，发放时间段为 2022 年 5 月 19 日至 6 月 2 日，针对北京地区的公众展开调查，共回收 595 份问卷，其中包含 6 份来自非北京地区受访者的问卷，视为无效问卷被剔除，得到有效问卷 589 份，有效样本回收率为 98.9%。其中，第一部分题项"您是否有过与医生当面沟通的经历？"作为筛选项，55 份问卷选择"没有"选项，需要在对医患沟通效果和满意度的分析中剔除，最终得到进行数据分析的问卷 534 份。

受访样本人口学数据见表 4.1。

表 4.1 受访者基本信息

类别	细目	计数	百分比 /%
性别	男	226	42.3
	女	308	57.7
年龄	25 岁以下	84	15.7
	26 ~ 35 岁	294	55.1
	36 ~ 45 岁	92	17.2
	45 岁以上	64	12.0
最高学历	高中 / 中专及以下	50	9.4
	大专	61	11.4
	本科	343	64.2
	硕士及以上	80	15.0

本研究结合经过实证研究验证的医患沟通量表对假设模型中的变量进行测量和预测。问卷设计包括对医生的沟通方式、医患沟通满意度以及患者满意度的测量。医生沟通方式方面，采用伯贡（Burgoon）

的关系传播量表（Relational Communication Scale, 1987）（见附录1），问卷问题采用"很不容易—很同意"的五级量表，对医生表现出来的亲近度、相似度、接受度、沉着度、正式程度、支配度以及平等程度进行评估。

　　患者在诊疗沟通中感受到的满意程度可在一定程度上预测医疗诊断和治疗的效率和配合程度，同时也会预测患者是否会持续接受回访和治疗等，那么，患者对与医生的沟通效果是否良好会对健康干预效率和健康行为改变等健康传播的实践意义产生影响。目前，我国对医务人员医患沟通能力的评估研究较少，缺乏信效度良好的评估工具。国内学者设计的5HCS量表，[①]以及从准备阶段、信息收集、信息给予、理解患者、结束问诊5个维度对医生沟通能力进行测量的SEGUE量表，[②]主要是对医生自身能力的评估。而MISS-21量表（见附录2）是衡量患者在诊疗沟通中的满意程度，其中包含4个测量维度：缓解忧虑、沟通安慰、和谐融洽、遵从意图，21项题目使用五级莱科特量表对患者与医生沟通的效果评估进行测量，以往实证研究已经充分验证MISS-21量表的测量结果与患者的诊疗体验满意度显著相关。[③]因此，本研究采用MISS-21对患者的诊疗沟通体验进行评估。

　　综合上述分析，本研究的问卷（见附录3）分为四个部分：第一部分收集被调查者的人口学等基础信息，共4个题项，便于了解研究群体，

① 王清燕，尹兰义，闫雅鑫等."五习惯"医患沟通评价量表的构建及信效度研究[J].中国全科医学,2022,25(16):1990-1994,2002.

② 王云云，林肖肖，唐东等.基于SEGUE量表测评住院医师医患沟通能力的评价与思考[J].医学教育管理,2022,8(3):361-365,376.

③ MEAKIN R, WEINMAN J. The "Medical interview satisfaction scale" (MISS-21) adapted for British general practice [J]. Family Practice, 2002, 19(3): 257-263.

保证问卷的真实性；第二部分测量患者感知到的医生的沟通方式与能力，共 11 个题项，从沟通方式的七个维度展开；第三部分是对患者的沟通满意度进行测量，共 21 个题项；第四部分为北京地区公众对医患关系以及线上医疗等方式的总体观感。

四、数据分析与结果

本研究使用 SPSS 23 进行数据分析，信度分析使用 Cronbach α 系数来判断数据的可靠度，量表整体 α 系数值为 0.838，其中，医生沟通方式题项的 α 系数值为 0.815，沟通效果测量题项的 α 系数值为 0.748，信度均可接受。效度分析主要根据 KMO 值和 Bartlett 球形检验进行判断，KMO 值为 0.926，通过 Bartlett 球形检验（P 值 =0.000 < 0.05），说明本问卷数据具有较好的效度水平。

总体来看，调查访问的北京地区公众对于医患关系的总体认知态度较为中立，对于医疗的总体满意度偏正向，见表 4.2。

表 4.2　调查样本对医患沟通及关系的总体态度

细目	平均值	标准差
我认为现在医患关系是紧张的	3.13	1.107
我认为增强医患沟通效果应该靠医生	3.20	1.119
我刚接受的医疗服务质量基本完美	3.69	.882
我对我得到的医疗服务有所不满	2.58	1.109

（一）变量提取

1. "医生的沟通方式"变量提取

本研究所涉关于沟通方式的评估，主要根据伯贡（Burgoon）的关系传播量表，受访者根据以往的医患沟通经历对与医生沟通的自身感受回答，A3、A8、A13 题项在可靠性分析中被剔除，见表 4.3。

根据 RCS 量表对医生沟通方式的评估题项中，以 KMO 值和 Bartlett 球形检验进行判断，KMO 值为 0.879（P 值 =0.000 < 0.05），说明该部分题项可进行因子分析，根据验证性因子分析，在 RCS 量表中分属于亲近度和相似度的题项，在本问卷数据中为同一因子，因此合并相关题项，题项总方差解释度为 71.984 %，见表 4.4。

表 4.3 医生沟通方式变量描述性统计

变量	平均值		标准差
	统计	标准误差	统计
A1	4.10	.032	.748
A2	3.85	.040	.918
A4	3.20	.048	1.118
A5	3.60	.046	1.058
A6	3.83	.042	.965
A7	3.94	.039	.894
A9	4.36	.032	.734
A10	4.10	.035	.808
A11	3.96	.038	.871
A12	3.52	.041	.938
A14	3.71	.045	1.051

表 4.4 医生沟通方式因子提取（旋转后的成分矩阵）

细目	因子1	因子2	因子3	因子4	因子5
A1 我与医生沟通时，医生积极参与我们的对话	.691				

续表

细目	因子1	因子2	因子3	因子4	因子5
A2 我感受到医生从我们的对话中获得启发	.694				
A4 医生让我觉得他和我是相似的	.715				
A5 我认为医生有兴趣和我交谈	.810				
A6 医生愿意听我说话	.693				
A7 医生可以理解和接受我的担忧	.644				
A9 医生在与我沟通时是冷静和镇定的		.840			
A10 医生跟我说话时是放松的状态					.957
A11 医生与我的交流很正式			.915		
A12 在沟通中，医生试图说服我				.979	
A14 医生认为我和他是平等的	.567				
提取方法：主成分分析法；旋转方法：凯撒正态化最大方差法					

从表 4.4 可知，所有研究项对应的共同度值均高于 0.5，说明研究项信息可以被有效地提取。根据题项的具体内容，结合 RCS 量表的七个测量维度：亲近、相似、接受、沉着、正式、支配、平等，因子 1 涉及亲近、相似、接受、平等多个沟通方式的维度，则将其统一为"亲近"，因子 1 中各变量指标的信度 α 系数值为 0.840，可接受；后四个主成分变量分别为"沉着""正式""支配"以及"放松"。

2. "沟通满意度"变量提取

根据 MISS-21 量表对患者沟通满意度的评估题项中，对 KMO 值和 Bartlett 球形检验进行判断，KMO 值为 0.883（P 值 =0.000 < 0.05），说明该部分题项可进行因子分析，在 21 题项中，可靠性分析后剔除 B6、B16、B19 题项，进行探索性因子分析，共产生 4 个公因子，题项总方差解释度为 58.361%，见表 4.5。

表 4.5　患者沟通满意度因子提取（旋转后的成分矩阵）

题项	因子 1	因子 2	因子 3	因子 4
B1 医生只告诉我我的病是什么				.782
B2 跟医生谈过后，我只知道我的病有多严重				.837
B3 医生告诉了我想知道的所有关于我的病的信息	.507			
B4 我不确定如何按照医生的嘱咐来做		.705		
B5 与医生沟通后，我知道康复需要多长时间	.690			
B7 医生对我是热情和友好的	.682			
B8 医生看起来能够认真对待我的问题	.731			
B9 我觉得跟医生交谈有些拘束			−.711	
B10 我能自由地和医生讨论私人问题			.605	
B11 医生不让我把对自己的病的想法都说出来		.738		
B12 我感受到医生真的理解我	.690			
B13 与医生交流时，我没机会说出所有想说的话		.695		
B14 医生并不真的了解我来看病的主要原因		.813		
B15 这个医生我觉得可以把我的生命交给他	.619			
B17 医生缓解了我对病情的忧虑	.711			
B18 医生知道如何解决我的问题	.736			
B20 我觉得很难完全按医生说的做		.729		
B21 我觉得医生的治疗可能会带来更多麻烦		.728		
提取方法：主成分分析法；旋转方法：凯撒正态化最大方差法。				

　　从表 4.5 可知，所有研究项对应的共同度值均高于 0.5，说明研究项信息可以被有效地提取。不同因子变量指标的信度分析显示，因子 1 相关题项的 α 系数值为 0.844，因子 2 相关题项的 α 系数值为 0.849，因子 4 相关题项的 α 系数值为 0.631。根据题项的具体内容，结合

MISS-21 量表的 4 个测量维度：缓解忧虑、沟通安慰、和谐融洽、遵从意图，从患者的角度出发，将本问卷数据中关于沟通效果的四个主成分变量，分别命名为"情绪缓解""遵从意图""交流氛围"以及"被动了解"，见表 4.6。

表 4.6　分析变量的描述性统计

变量	平均值		标准差
	统计	标准误差	统计
亲近（A1 A2 A4 A5 A6 A7 A14）	3.7469	.03005	.69442
沉着（A9）	4.3633	.03178	.73446
正式（A11）	3.9607	.03768	.87080
支配（A12）	3.5243	.04060	.93823
放松（A10）	4.0993	.03495	.80773
情绪缓解（B3 B5 B7 B8 B12 B15 B17 B18）	3.7722	.02861	.66104
遵从意图（B4 B11 B13 B14 B20 B21）	2.5627	.03916	.90500
交流氛围（B9 B10）	3.1704	.03366	.77785
被动了解（B1 B2）	3.1498	.04250	.98203

（二）沟通方式对沟通效果的影响

从对医生沟通方式的分析入手，患者越是在医患沟通中感受到医生传递出的亲近、沉着和放松等情感因素，越能体会到医生给予他们的情感支持。

根据数据平均值，将亲近、沉着和轻松作为自变量，将情绪缓解作为因变量进行线性回归分析。由表 4.7 可知，模型通过 F 检验〔$F_{(3,530)}=238.358$，$p=0.000<0.05$〕，R2 值为 0.574 说明 3 个自变量可以解释因变量 57.4% 的变化原因。此外，模型的 VIF 值全部小于 5，

不存在共线性问题。具体分析数据见表 4.7。

表 4.7 "亲近"等沟通方式与"缓解情绪"回归分析

模型 B		未标准化系数		标准化系数	t	显著性 容差	共线性统计	
		标准误差	ˊ Beta				VIF	
1	（常量）	.542	.143		3.791	.000		
	亲近	.639	.029	.671	22.007	.000	.864	1.158
	沉着	.103	.028	.115	3.744	.000	.857	1.166
	放松	.094	.025	.115	3.828	.000	.888	1.126
a. 因变量：缓解情绪								

亲近的回归系数值为 0.639(p=0.000<0.01)，说明亲近对患者感受到的缓解情绪的满意度具有显著的正向影响；沉着的回归系数值为 0.103(p=0.000<0.01)，说明医生表现出沉着会对患者的情绪缓解产生正向影响；放松的回归系数值为 0.094(p=0.000<0.01)，说明医生在交流中放松对患者的情绪缓解有正向影响，因此 H2 部分成立，即医生在沟通中对患者表现出亲近、沉着和轻松，可以让患者感受到情绪缓解，可能产生满意的沟通效果。

回归分析并未发现，医生沟通的正式程度和支配度对沟通效果有显著影响，这或许是因为，在中国文化语境下，社会公众习惯于偏"家长式"沟通模式，由医生掌握医疗咨询和沟通的话轮，体现出标准医疗对话的特质，故 H3 不成立。然而，医生沟通的正式度与患者感受到的情绪缓解表现出一定程度的正相关，见表 4.8，也就是说患者觉得与医生的交流对话越正式，越有可能感受到情绪的缓解，这也从侧面说明患者对于医生专业权威的认可和依赖。

表 4.8 "正式"沟通方式与情绪缓解相关关系

细目		情绪缓解
正式	皮尔逊相关性	.366**
	显著性（双尾）	.000
	个案数	534
**. 在 0.01 级别（双尾），相关性显著		

（三）良性沟通效果对接收方接触体验的影响

患者对于医疗的整体满意度是否会受到沟通效果的影响？根据数据平均值，将沟通满意度维度中的缓解情绪、交流氛围作为自变量，将患者的总体满意度作为因变量进行线性回归分析。由表 4.9 可知，模型通过 F 检验［$F(2,531)= 194.632$，$p=0.000<0.05$］，$R2$ 值为 0.423 说明 3 个自变量对于因变量具有一定的解释度。此外，模型的 VIF 值全部小于 5，不存在共线性问题。

表 4.9 "缓解情绪""交流氛围"等沟通效果与整体满意度回归分析

模型 B		未标准化系数		标准化系数	t	显著性 容差	共线性统计	
		标准误差	Beta				VIF	
1	（常量）	.329	.194		1.695	.091		
	情绪缓解	.861	.044	.645	19.377	.000	.980	1.020
	交流氛围	.036	.038	.032	.955	.340	.980	1.020
a. 因变量：患者整体满意度								

情绪缓解的回归系数值为 0.861(p=0.000<0.01)，说明患者在医患沟通中获得情感支持对患者整体满意度具有显著的正向影响；交流氛围的回归系数值为 0.036(p=0.340>0.01)，没有显著影响。因此，H1 部

分成立，患者在医患沟通中越感受到焦虑情绪缓解，以及交流氛围比较自由，越有可能达到整体的就医满意度。

五、结论与讨论

医患沟通是医疗服务的重要组成部分，它不仅影响着医生的诊断和治疗效果，也影响着患者的就医体验和满意度。医患沟通的质量和效果取决于多种因素，其中之一就是医生的沟通方式和风格。本研究旨在探讨医生的沟通方式和风格对医患沟通效果的影响，以及在中国式医患沟通的文化语境下，患者对医生的沟通方式和风格的期待和偏好。

本部分研究采用问卷调查法对北京地区的社会公众进行调查研究研究。委托问卷星平台的样本服务，共回收有效问卷 598 份，其中 55 份问卷显示，没有与医生当面沟通过的经历，因此以 534 份问卷为样本数据，使用 SPSS 软件对数据进行了描述性统计分析和相关性分析。问卷内容包括患者的基本信息、医生的沟通方式和风格的评价、医患沟通的满意度和效果的评价，以及患者对医生的沟通方式和风格的期待和偏好的表达。

上述结果印证了以往医患沟通满意度和效果实证研究的结论，即医生和患者当面的人际传播过程对患者的就医体验产生直接影响。本研究在此基础上，将医生的沟通方式、风格等作为测量重要内容之一，意图探寻医生的交流风格和方式是否会对医患沟通效果带来显著影响。数据分析可知，当医生在诊疗过程中表现出亲切、愿意倾听时，北京地区的受访者会较为明显地感受到来自医生的情感支持，同时医生在交流中得到沉着和冷静也对患者的沟通体验具有正向的影响，而医生的沟通技巧等对于工具性内容的影响不显著，这也从侧面说明，在中国式医患沟通的文化语境下，患者更倾向于医生显示出人情味等情感，也让患者更容易在自由轻松的交流氛围中表达自己的真实想法，而非被动式的遵从。

研究还发现，患者对医生的沟通方式和风格有一定的期待和偏好，这些期待和偏好与患者的性别、年龄、教育程度、收入水平、疾病类型和严重程度等因素有关。一般来说，患者期望医生能够用简单明了的语言解释病情和治疗方案，能够给予患者足够的时间和空间提问和表达，能够尊重患者的意愿和选择，能够关心患者的情绪和心理状态，能够建立信任和亲和的医患关系。患者偏好的医生沟通方式和风格有以下几种类型：专业型、友善型、权威型、同理型、幽默型等。不同类型的医生沟通方式和风格对患者的医患沟通满意度和效果有不同的影响，这需要医生根据患者的个性和需求进行灵活的调整和适应。

面对面沟通效果方面的分析，可以为提高医患沟通的质量和效果提供了一些有益的启示和建议，也为医生的沟通技能培训提供了一些参考和依据。医生的沟通方式和风格是医患沟通的重要因素，医生应该根据患者的特点和期望，选择合适的沟通方式和风格，以达到更好的医患沟通效果。同时，医生也应该注意培养自己的沟通能力和素养，提高自己的沟通效率，增强自己的沟通信心和满意度。医患沟通是一门艺术，也是一门科学，需要医生和患者共同努力和配合，才能达到医患沟通的最佳效果。

然而，通过分析我们注意到，在欧美文化语境下经由反复验证过的医患沟通量表所搭建的"以患者为中心"的医患沟通模型，并不完全适用于中国式医患关系的构建和维系。在欧美文化语境下，以患者为中心的沟通模式特质强调以分享信息、回应患者情绪、帮助患者应对焦虑、共同参与决策以及患者进行自我健康管理等沟通策略。[①] 从本调查数据分析可知，回应情绪和缓解焦虑会为患者带来较好的沟通体验，然而中国式的医患沟通中，患者家属在医疗决策方面扮演非常重要的角色，而患者的自我健康管理在以家长式医患沟通为主导的环境下很难实现。相较于医患沟通后的自我决策和自我管理，中国社会公众开始逐渐采用在线医疗信息搜寻的方式，根据我们的调查，76.6% 的受访者会在就诊前自己上网搜寻相关信息，作为医患就诊交流的前续积累。另外，囿于时间成本、地域限制、金钱成本等现实条件因素，越来越多的人选择在互联网平台上与医生进行沟通，在我们的样本数据中，82.4% 的受访者认为在线与医生进行沟通是有效的，见表 4.10。

表 4.10　受访者对线上医疗的态度

	平均值		标准差
	统计	标准误差	统计
我在就诊前会自己上网搜寻相关信息	3.98	.039	.907
我认为在线与医生进行沟通是有效的	3.70	.042	.971

这些现象反映了中国式医患沟通的特点和趋势，同时也暴露出中国式医患沟通的问题，医患之间的信息不对称、信任缺失、冲突频发等现象导致医患沟通的效果不理想及医患关系的紧张加剧。因此，医患沟通的维度开始拓宽，除了传统诊室中的诊疗体验外，以互联网平

---

① EPSTEIN R, STREET R Jr. Patient-centered communication in cancer care: promoting healing and reducing suffering [M]. Bethesda, MD: National Cancer Institute, 2007.

台为中介的医患沟通开始兴起，在互联网医疗的大背景下具有重要的研究意义。在医患人际沟通中，医生语言、动作、眼神等传播符号所展现出来的诸多情感因素会对患者的沟通满意度产生很直接的影响。那么，在互联网虚拟平台上，当上述社交线索消失，健康信息沟通的影响因素和沟通方式会发生什么变化？是否会改变传统的健康信息沟通模式？本研究将在互联网医疗的患者评价研究中予以解答。

第五章

公立医疗机构的信息沟通效能

    医生与患者面对面交流，是最直接的健康信息传递过程。然而，"看病"不仅是走到诊室与医生的会话，还有从就诊前期的咨询，包括挂号、缴费、住院就医流程，医保报销，到医疗健康的科学普及等，单靠面对面交流的单一维度和实时沟通是不够的。在移动互联网环境中，越来越多的医疗机构拓宽信息传递渠道，如建设和优化官方网站、设立社交媒体账号，也有越来越多的医生开设个人化社交媒体账号开展健康科普，"中国医疗自媒体联盟"的成立也说明，医疗机构等组织已经意识到利用社交媒体平台触及社会公众，并推动健康医疗信息向前发展的重要性。在这样的背景之下，对于健康信息沟通的关注和研究需要梳理并洞察当下医院作为健康医疗主题的媒体传播能力。对于广义上的健康信息沟通，社会公众如何获取就诊、医疗、后续康复等关键信息，也是这一健康传播过程中的重要内容。那么作为传播者的医者如何利用媒体渠道拓宽交流渠道？他们在社交媒体上的表现如何？以及现有实践是否影响患者对于健康医疗知识的获取及健康决策？

    本章研究收集北京地区 66 家三级甲等医院的官方网站、微博、微信"两微一站"传播渠道（见附录4）的内容，从对患者的易用程度、提供内容维度等的分析中，提炼总结这些医院自有线上传播渠道的表现及能力。

一、医院自有传播渠道的传播内容

（一）官方网站

门户网站作为"两微一站"中最传统的网络信息渠道，拥有最大的信息承载量以及庞大的受众。随着"以用户为中心"理念的逐渐深入及用户需求的多元化发展，在线服务已经作为医疗卫生行业网站的核心功能和主要建设内容。[①] 截至 2022 年 3 月 31 日，北京三级甲等医院的官方网站开通率达 90.9% 以上。网站所提供的信息及服务主要包括就诊指南、预约挂号、化验结果查询、医生信息、健康科普信息。

1. 患者就诊信息服务

就诊指南：对于患者而言，就诊指南是医院官网所提供的最重要信息之一，包含医院挂号、门诊、急诊、手术、取药等流程细节。就诊指南的信息越完整，描述框架越清晰，可视化程度越高，对患者的易用性也越高。多数医院以流程图的形式呈现就医指南，部分医院如北京大学第六医院对关键词进行加粗和高亮处理，使患者在阅览时更加醒目。与文字相比，可视化流程图的关键词提取能够帮助患者更加直观地获取信息。

预约挂号：网站通常提供医院微信公众号二维码、医院移动客户端、

---

① 徐利剑，孟开，魏超，等.北京市公立医院网站访问现状分析 [J]. 医学与社会，2015，28(8)：62-64.

电话挂号等，患者可以参照网站提供的预约挂号流程进行操作，部分医院的预约挂号能直接跳转至北京市预约挂号统一平台，患者可在该平台上选择科室、医生等进行挂号。例如，八大处整形医院提供了针对某些突发状况如停诊、患者爽约的解决措施，在微信、App、支付宝平台等多种渠道的就诊预约，就停诊、取消预约、爽约等不同变动均附有详细的操作说明。该服务有效节约了患者到医院排队挂号的时间，特别是在某些流行疾病高发期间，能一定程度上降低大范围人员接触的概率。

化验结果查询：患者在医院做的血常规、尿常规、肝功能等常规检查，部分项目当天可能无法出结果。通过将医院检验科的实验室信息管理系统（LIS）的信息导入医院网站，患者可以直接在医院网站上的检查检验查询入口输入自己的门诊 ID 号、检查单号和姓名等详细信息以查看检验结果，[①] 不必到医院排队等待。但目前仅少数医院在网站引进该服务，普及率较低。

2. 医生信息

患者可以在网站上阅览各科室医生的个人信息简介，包括医生照片、专业特长、主治范围、出诊时间、学术贡献等。其中，主治范围是患者依照自身病情选择医生的重要根据，出诊时间的公示便于患者安排行程。绝大多数医院网站在提供医生信息方面都能做到信息翔实。医院网站上的医生信息，既包括医生的学历、职业经历等，还会列出医生的出诊计划。例如，北京儿童医院的网站上列出医生的出诊信息，

---

① 丁徐徐，温超，冀丽红，等.浅析新形势下医院网站建设与发展[J].中国医学装备,2012,9(7):52-54.

并按照医生周期时间表格标出，一目了然。

3. 健康科普信息

健康科普信息是指对促进健康有利和对社会公众有指导作用的日常保健知识、就医实用资讯，[①]包括健康问答、养生推荐、健康自测等形式。社会公众可以通过阅览文章，了解预防疾病的医学知识、自救常识、健康饮食等内容。

在"两微一站"矩阵建设中，官方网站建设时间较长，北京三级甲等医院网站开通率较高，功能基本齐全，且由于信息承载量较大，网站提供的医院信息充分、翔实，成为公立医院面向社会公众传递有用、有效信息的主要渠道，患者在就诊前和就诊后基本可以实现在医院网站渠道获取相关信息。然而，个别网站仍存在链接无法打开、信息没有及时更新的情况，网站的定期维护工作有待改善。从网站的信息空间布局来看，多数网站进行模块化分类，层层递进。但部分网站仍存在重复分类、信息分散等问题。在官方网站建设中，资源布局越合理，呈现信息越直观，越能体现医院对患者的关怀，促进健康信息的有效沟通。

我们必须承认的是，医疗机构的网站传播渠道面临移动竖屏时代的现实挑战，公众的媒体使用习惯已完成向手机端的迁移，尽管北京三甲医院网站提供了较为全面的健康信息服务，但其信息触达效率有可能不够高。且由于网站在手机端显示的不适配性，各条链接在手机端的页面显示成倍数缩小，使用手机阅览网站信息并不方便。因此，在未开通医院移动客户端的情况下，医院的重要沟通阵地已经由网站逐渐让渡至微博、微信等社会化媒体渠道。

---

① 崔敏钿. 新浪微博健康传播研究 [D]. 长沙：湖南大学 ,2014.

（二）微博官方账号

随着社交媒体业务的不断拓展，微博已经成为公众日常生活中获取信息资讯的主要途径。作为目前国内富有影响力的社交平台之一，微博拥有庞大的弱关系用户。微博财务报告显示，截至 2021 年第四季度末，微博月活跃用户达到 5.73 亿，同比增长 10%，日活跃用户达到 2.49 亿，同比增长 11%。而微博正是基于用户关系信息分享、传播以及获取的机制分享简短实时信息的社交平台，是促进用户间沟通与交流的重要场合，更是推动健康信息沟通效果与促进健康发展的公共舆论场。

医院官方微博是医院发布信息、展现自身社会形象、与公众实现即时有效沟通的渠道。近年来，越来越多的医院在微博开设了官方账号，其中离不开政府部门的引导。早在 2012 年 11 月，北京市卫生局就曾下发通知，要求北京二级以上医院全部注册并开通官方微博，向市民普及健康知识、答疑解惑。[1] 但截至目前，北京三级甲等医院官方微博账号的开通率仅为 71.21%。 医院官方微博所传达的信息及服务主要包括医院新闻、健康科普、医院针对就诊患者发布的通知等。

1. 医院成果的正面宣传

以党建新闻、医院日常工作、医院发展、医疗研究进展为主要内容，大多与医院所在地政府会议、医疗政策法规相关，此类新闻宣传目的较强。部分为转载内容，语言风格较为严肃，呈现形式以文字、图片为主。许多医院的微博推送多以党建信息为主，扮演医院宣传窗口的角色。如微博议程设置集中于该类内容主题，对于关注账号的微博用户来说，获取"干货"信息的体验不足。

---

① 崔敏钿 . 新浪微博健康传播研究 [D]. 长沙：湖南大学 ,2014.

2. 疾病预防与治疗

其主要内容为病毒、疫苗的知识科普，医疗物资、医护人员调配等工作，以及医院开展的基层服务等新闻。部分为转载内容，呈现形式以图片、视频为主。

3. 健康科普

以预防疾病的医学知识、自救常识、健康饮食等为主要内容，部分医院会邀请本院医师以讲座、直播形式进行讲解，观看人数从几百次到几万次不等。原创内容占比大，呈现形式以图片、视频为主。此类信息在微博收获的点赞、转发、评论量较大，是患者最感兴趣的内容之一。

4. 针对就诊患者发布的通知

通知包括因假期、施工维护、医生私人原因等造成出诊时间调整、取消等信息。此类信息直接关系到患者的就诊时间安排，对患者而言至关重要。

作为社交媒体平台的微博拥有较多年轻用户，为了迎合其话语特色，微博的语言风格应加强趣味性，然而，大多数医院仍然沿用严肃、刻板的官方语言及内容。另外，医院微博传播范围广，粉丝数通常在几千到几百万不等，为了维系粉丝黏性，医院要提高微博更新频率、保持医患友好互动。但就实际情况而言，大部分医院的更新频率较低，个别医院长达一年多没有更新微博；官微与用户的互动程度也较低，许多微博下方评论中存在用户的提问得不到及时回复的现象。除此之外，多数医院账号的传播效果并不理想，普遍存在内容同质化严重、原创微博少等问题。如此一来，医院在微博这一重要的社交公共舆论场中很可能失去话语权。

（三）机构微信公众号、小程序

作为人们日常生活离不开的即时通信软件，微信是"两微一端"中用户基数最大的。微信公众号借助其独特的强关系用户优势，形成订阅式媒体。医院纷纷在微信开设公众号、小程序，作为发布信息、提供服务的平台。由于日常通信需要，微信的使用率极高，很多人也养成了阅览公众号以获取资讯的习惯。因此，医院发挥好微信这一舆论阵地的传播力量也显得格外重要。医院微信所传达的信息及服务主要包括医院信息、基础服务、在线问诊、健康科普、医院新闻、针对就诊患者发布的通知。

1. 医院基础信息

医院信息包括医院地址、方位指南、企业邮箱等。在公众号中一般置于首页上方的 [服务] 板块，点击链接，可跳至相对应的页面。其中，部分医院在方位指南呈现形式上有所创新，如北京肿瘤医院、世纪坛医院的院内导航引入了 3D 视图技术，利用简单的交互功能，为患者提供立体化、互动化的医院布局信息，又如北京大学肿瘤医院的微信公众号上，用户可以筛选和点击立体交互图表中的"楼层"，实现医院楼内模拟布局的切换，带来更直观和沉浸式的体验，有助于就医者准确定位楼层信息和具体地点。

2. 患者服务功能

服务功能包括预约挂号、查询费用、检验报告等，点击具体业务后，页面大多自动跳转至该院的微信小程序以实现后续操作，部分医院需要下载该院的移动客户端或关注"北京 114 预约挂号"才能继续操作。其中，预约挂号只需要患者选择科室、医师、日期及时间，预约成功后会提供二维码等作为电子预约凭证，节省了到医院排队等待的时间。

3. 在线问诊

患者可以与医生进行一对一线上沟通，通过文字、图片等形式向医生描述自身病情，实现简单病情问诊。但该服务存在以下几点缺陷：首先，由于线下工作量大，医生在线时间不定，患者在线上发出的问诊可能无人回应。其次，非面对面就诊可能阻碍医生对患者病情的正确判断，如无法把脉、按压患处等，故只适用于简单病情问诊。

4. 健康科普

微信端的健康科普信息与微博相似，然而，微信中的健康科普对中老年用户的吸引力更大。同时，微信中的健康科普，借助交互功能，用户能够进行相关咨询，使用户积累医学知识的同时，也可以更好地满足其信息需求。

5. 医院新闻推送

微信是医院新闻信息推送的另一重要渠道，医院宣传工作，患者就医通知等内容，通过微信公众号的推送，可以有效触达就医患者，也是医院重要的宣传阵地。绝大多数医院的微信公众号都能做到及时更新此类通知。医院停诊、恢复门诊、就诊要求等信息对于患者如何就医具有重要的指引作用，微信公众号的信息推送实现了重要信息与患者的及时沟通，从这个角度来看，微信公众号渠道是医院与广大患者之间进行沟通的重要渠道，只要患者在微信界面内关注医院，何时就医、能否就医等信息就可及时触达。

二、医院传播功能与沟通机制

（一）医院传播兼具信息服务功能和宣传功能

综合传播内容的分析，发现医院自有渠道传播功能主要分为信息服务与机构宣传两类。

　　首先，从医院自身的功能定位角度出发，公立医院是治病救人的非营利机构，其提供的服务应当以患者为先，最大限度满足患者的就医需求。因此，医院自有渠道传播的功能应主要聚焦在以患者为中心的信息导览、线上服务。北京三甲医院的官方网站和微信公众号实现了为患者提供基本医疗服务信息的目标，主要体现在就医指南、预约挂号、化验查询、在线问诊、健康科普等信息和功能的提供，相较之下，医院微博官方账号利用率较低。信息服务可以帮助患者节约排队等候时间，提高患者的就诊效率，一定程度上将提高患者对医院服务质量的满意度。另外，健康信息科普是健康传播实践中的重要内容，医院作为权威的、专业的传播者，其健康科普内容较为科学、合理。有助于患者在日常生活中科学且有效地预防或判断疾病，做到早预防、早发现、早治疗。

　　其次，自有传播渠道承担着塑造形象、正面宣传的传播需求，宣传功能体现在医院发布的党建新闻、机构政策、日常工作、医院发展、医疗研究进展等议程中，凸显公立医院的职能属性。

（二）用户需主动接入获取信息

　　医院提供的网络媒体传播渠道需要患者主动接入，医院提供入口，患者主动获取医院信息以及线上服务。患者如果提前了解医院地址、方位，就能较大程度地避免因导航误判或泊车困难等因素而延误就医；有了线上就医指南的提示，患者能够更加熟悉预约挂号流程，为自己节约时间的同时又提高了医院人员的工作效率。作为医疗健康服务主体的医院机构，通过建设和维护自有传播渠道，在一定程度上体现出以患者便利为目标的内容设置和功能设定，实现了会诊以外环节和信息传递的数字化、线上化，节约了患者的排队等待时间，以往医患关系实证调查显示，患者在医院内的等候时间过长影响患者就诊满意度。

当患者开始通过网络搜寻和获取医院信息和就诊信息时，患者和医生的沟通便已开始，患者的综合体验是评估健康信息沟通效果是否良好的指标。例如，就医指南是患者最关心的信息，就医指南内容是否详尽、清晰，社会公众接触是否容易、便捷，患者能否从中获取所需信息等，可以作为评估健康医疗主体的单向传播过程是否有效的关键参照。每间医院的挂号、复诊、急诊、手术、住院等流程规则各有差异，就诊患者或其家属如果对这些规则毫不知情，很可能因为缺失材料等原因阻碍手续的正常办理，当患者需要紧急就医时，若因信息不对称造成沟通障碍，就会使医患关系陷入紧氛围。另外，许多医院占地面积大，划区复杂，患者或其家属在不熟悉内部方位的情况下容易排错队、多排队，耽误患者的就医时间。那么，在就诊指南中提供详尽的工具性信息，就有可能降低信息不对称带来的实际障碍。

（三）内容设计考虑对用户的易用性

站在用户的角度，获取健康信息应是容易的、有用的、让人看得懂的。就诊指南是医院提供的最基本的重要传播信息。患者能否快速定位需要的信息与就诊指南的设计呈现有关。就医指南的分类框架与呈现形式是衡量其易用性的重要指标。首先，针对不同流程的分类越清晰，办理的地点、所需材料、前后顺序等细节描述得越完整，越有助于患者对信息的理解。例如，广安门医院官方网站中的就医指南分为门诊就医指南、特殊人群优先服务指南、住院部收治患者规定三个板块，为患者提供了较为清晰的引导框架。在门诊就诊指南中，医院将预约挂号、药房、缴费等具体环节的信息展示清晰，有助于帮助患者提高就诊效率。

其次，多媒体元素的呈现方式有助于突出关键信息。如果所有信息都用纯文字表述，患者在长时间浏览过程中容易出现阅读疲劳、注意力下降等情况，致使传递信息效果不理想。若能辅以可视化流程图进行说明，则能帮助患者抓取关键信息，部分网站还在关键信息处进行了字体加粗、颜色高亮等突出显示，在用户浏览信息时起到强调作用。例如，北京朝阳医院设计了醒目的挂号流程图，从不同渠道预约信息、首次就诊需要携带证件，到取号、分诊、缴费、取药等具体流程，以箭头引导的方式将整个就诊流程可视化，方便患者建立基本概念。因此，从就医需求和医院信息需求的角度出发，同时兼备清晰分类与可视化呈现的就诊信息，在提高患者就医效率上具有较强的易用性。

再次，多家医院在院内地图的呈现形式上，不再局限于二维平面地图，而是采用实景图、3D立体技术等形式。例如，中国医学科学院肿瘤医院网站上的楼宇分布信息进行了创新设计，点击页面中的楼层即可查看具体的楼层分布；中日友好医院的网站采用实景图以呈现地图导航、来院路线；北京肿瘤医院微信的院内导航采用3D视图。交互性和立体感的地图呈现可提升患者的就诊效率。

最后，医院机构开通线上反馈功能，说明医院自有传播渠道正在搭建健康信息沟通的重要桥梁。许多医院的官方网站都开设了患者满意度调查、医院投诉信箱、医疗纠纷服务等渠道，给予患者充分发表意见的权利。北京大学第六医院、昌平区中西医结合医院、北京口腔医院等设置患者投诉功能，昌平区中医医院、北京大学第六医院还设有满意度调查，重视患者对医院服务的评价与反馈。至少在广泛意义上的信息沟通过程中，患者拥有了反馈和表达的入口，如医院在线上平台直接对患者的投诉和反馈进行回应，对于扭转患者的被动感以及纾解患者情绪带来帮助。

三、结论与讨论：医疗机构如何提高沟通效率？

医疗机构作为健康信息沟通中重要的沟通者和参与者，通过提升自身的传播能力和沟通效率，能够显著减少其与社会公众之间的信息不对称问题。通过对北京地区66家三甲医院的网站、微博账号和微信公众号的经验性材料分析可知，医院在自有传播渠道提供与患者实际就医看病需求相关的信息，医院作为医疗健康机构主体发挥沟通中的传播者角色功能，提高了患者的获知可能性，同时有利于医院在患者心中建立鲜明的服务形象，提升沟通效率。

北京地区三甲医院"两微一站"的建设和维护，有利于医院形成自身的媒体矩阵。医院是医疗纠纷中的涉事主体，及时、清晰、直接地展示纠纷处理流程等关键信息是必要的。当新闻媒体报道医患冲突事件，社交媒体舆论聚焦至情绪评价时，医院则有机会自己"发声"，改变话语权缺失的局面，而院方的直接声音也有可能消除误解，适当缓解医患关系的紧张局面。

（一）优化传播渠道建设，主动积极促成沟通

需要注意的是，开通账号、铺设传播渠道等打造媒体矩阵的做法，并不一定代表能够获得良好的沟通效率。就本研究收集的资料数据，尽管在北京三级甲等医院传播渠道的开通率较高，网站开通率达90.9%，微博账号开通率达71.21%，但不少医院微博处于弃用状态，或直接转载微信账号文章；另有个别网站和微信公众号存在无法打开的问题。除官方网站外，微博账号和微信公众号的订阅数量通体较少，

医院传播渠道的影响力仍然较弱。如图 5.1 所示，截至统计日期 2022 年 3 月 31 日，微博账号粉丝数超过百万的仅有 4 家医院，分别为首都儿科研究所附属儿童医院（1741518）、协和医院（1154091）、北京大学第一医院（1087538）和北京儿童医院（1008300）；粉丝数在 50 万以上的医院包括北京肿瘤医院（844361）、北京妇产医院（791818）、回龙观医院（663333）、北京友谊医院（568750）等 4 家。

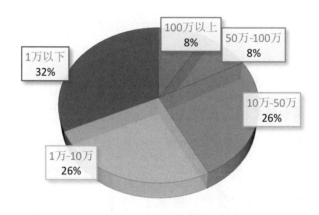

图 5.1 北京三甲医院微博账号粉丝数

随着互联网技术的发展和普及，新媒体已经成为人们获取信息和表达意见的重要渠道，也成为公众舆论的重要载体。在新媒体平台上，微博和微信公众号是两个最具代表性和影响力的平台，它们各有特点，各有优势，各有功能，共同构成了一个复杂而多元的新媒体生态系统。微博作为公众舆论的触发地，一直占据着即时信息发布的大部分市场，仍然是舆论最核心的发生器；微信公众号借助其独特的强关系用户优势，形成订阅式媒体，帮助舆论在自我阐释中渗透圈层。如今，"两微"的高普及率已经为拓宽医患沟通渠道提供了宝贵机会。

健康信息沟通是医疗服务的重要组成部分，它关系着医疗质量和效率，也关系着医患双方的权益和满意度。医患沟通的方式和渠道的选择，直接影响着医患沟通的效果和评价。传统的健康信息沟通方式和渠道，主要是面对面的交流和电话的沟通，这些方式和渠道有其优势，但也有其局限性，如时间和空间的限制、信息的不对称、沟通的不及时、沟通的不充分等。随着新媒体的发展和普及，医患沟通的方式和渠道也发生了变化，微博和微信公众号作为新媒体的代表，为医患沟通提供了新的可能性和机遇。

微博和微信公众号的优势在于，它们能够突破时间和空间的限制，实现医患之间的即时、持续的沟通，提高健康信息沟通的效率。通过微博和微信公众号，医院可以发布最新的医疗信息，如医院的动态、医生的简介、科室的介绍、疾病的知识、治疗的方法、预约的方式等，让患者能够及时了解医院的情况，提高患者的信任度和满意度。同时，医院也可以通过微博和微信公众号，与患者进行互动和沟通，如回答患者的咨询、解答患者的疑问、收集患者的反馈、处理患者的投诉、关注患者的需求、满足患者的期待、提升患者的忠诚度和口碑等。此外，医院还可以通过微博和微信公众号，进行医患教育和宣传，如普及医疗知识、提高医疗意识、增强健康素养、传播医疗文化、塑造医院形象、提升医院影响力等。

但就目前而言，更新频率低、原创内容少、无视患者留言、不及时更新变动信息等问题都是大部分医院官方账号的不足。医院不重视对微博、微信的运营管理，就始终无法增强用户黏性。因此，医院须加强对新媒体部门建设的投入，建立专门的新媒体人才队伍，作为内容选材、编辑和发布的指挥中心，[①]从医院自身特色出发优化推送内容，打造具有记忆点的医院官方账号。

（二）健康科普传播发挥专业机构作用

健康传播是通过各种媒介和渠道，向社会公众传递有关健康的信息、知识、态度、行为和价值观，以提高社会公众的健康意识和素养，促进社会公众的健康行为和健康生活方式，预防和控制疾病，改善社会公众的健康状况和生活质量的一种传播活动。健康传播的主体包括政府部门、医疗机构、媒体机构、社会组织、专业人士、社会公众等，它们在健康传播中扮演着不同的角色，发挥着不同的功能，共同构成了一个复杂而多元的健康传播网络。

在健康传播网络中，医院作为提供医疗服务的重要机构，不仅在功能性的就医服务中与患者进行沟通，也在健康传播中承担着更重要的传播角色。基于高度的医学专业性，医院是海量网络健康科普中最权威、最准确的信息来源之一。医院通过发布科学、可信、有用的健康信息，可以提高公众的健康知识水平，增强社会公众的健康意识，提高其自我保健能力，引导社会公众形成正确的健康观和健康行为，预防和减少疾病的发生和发展，改善社会公众的健康状况和生活质量。同时，医院通过发布及时、有效、透明的风险信息，可以增强社会公众的风险意识和风险应对能力，引导社会公众采取合理的风险防范和应急措施，减轻和避免风险的危害和损失，维护社会公众的安全和利益。此外，医院通过发布积极、正面、鼓励的情感信息，可以增强社会公众的情感支持和情感寄托，引导社会公众树立乐观的心态和信心，

---

① 黄永礼.传统媒体"两微一端"传播探析 [J].新闻世界 ,2017(10):70-72.

缓解和消除社会公众的焦虑和恐惧，提升社会公众的幸福感和满意度。事实上，除了功能性的就医服务之外，医院在健康传播理应承担更重要的传播角色。医疗服务提供者是受过专业训练和教育的健康专家，他们掌握着最新的医学知识和技术，能够对各种疾病和健康问题进行科学的诊断和治疗。医院也是最丰富的健康信息的库存之一，医院收集和保存着大量的医疗数据和病例，能够对各种疾病和健康问题进行统计和分析，为健康传播提供有力的数据支撑。

然而，由于医院自由传播渠道的影响力仍然整体偏弱，其发布健康科普信息的传播效果往往远不及许多专业垂直类商业媒体或个人开设的健康传播自媒体账号。活跃于社交媒体平台的泛健康类账号仅有少量拥有官方认证，持有健康专业资质认证的则更少，使得网络空间中的健康信息真假难辨，甚至一些已经多次辟谣的健康知识还在社交媒体上反复传播。由于专业知识不足、过度博取流量等主观因素的影响，部分 UGC 账号会发布一些伪健康信息。[①] 未经证实或科学性不足的健康信息误导公众的同时也削弱了健康传播的专业性。如若医院通过自有的网络平台、账号等多元立体渠道，在健康科普传播中扩大网络影响力，则关于医疗健康的风险沟通会更准确、及时地触达社会公众，发挥医院作为医疗健康传播的主体优势，那么，医院对于自由传播渠道的维护和运营至关重要。

（三）把握社交媒体传播规律，发挥机构效能

医院应利用好社交媒体自身的传播优势，如北京安定医院在微博创建了自己的话题，如北京安定医院心理健康大讲堂、北京安定医院

---

① 贾静杰. 短视频乡村健康传播中的现存问题及优化策略 [J]. 视听，2020(7):160-161.

心理健康小科普等。微博话题的创设有助于聚集同类型的社会公众，建立虚拟的医患社区，不仅能扩大微博推送的影响力，还能维系医患间的密切交流与互动。

根据上述分析，医院在社交媒体上的医疗健康信息的传播内容主要集中在以下几个方面：医院的动态，如医院的荣誉、医院的活动、医院的通知等；医生的介绍，如医生的专业、医生的经历、医生的荣誉等；科室的介绍，如科室的特色、科室的服务、科室的预约等；疾病的知识，如疾病的定义、疾病的症状、疾病的治疗等。这些内容虽然有一定的实用性和权威性，但也有一定的枯燥性和刻板性，缺乏新颖性和趣味性，难以吸引和留住社会公众的注意力和兴趣。同时，医院在社交媒体上的医疗健康信息的传播形式主要是文字和图片，少数是音频和视频，缺乏多媒体和互动性，难以展现医院的形象和气质，难以传达医院的情感和态度，难以激发社会公众的参与和互动。

社交媒体所具有的特点：即时性，即社交媒体能够实时地传播和接收信息，满足用户的信息需求和表达欲望；互动性，即社交媒体能够实现用户之间的多向沟通和交流，增强用户的参与感和归属感；多样性，即社交媒体能够提供多种形式和内容的信息，满足用户的多元化和个性化的信息偏好；影响力，即社交媒体能够通过用户的口碑传播和社会网络影响，形成强大的舆论力量和社会影响力等，使其成为当代社会的重要的信息来源和传播渠道，也成为公众舆论的重要的载体和影响因素。

医院仍要进一步把握社交媒体的传播规律特质，转换健康科普信息中的话语方式，采用较为平等的叙事视角，会使账号本身的定位更加年轻化、接地气。目前，部分医院已经拥有"网红医生"等，利用社交媒体影响者在虚拟空间中的人际传播影响力开展健康科普，保持与患者间的日常互动。短视频平台是否适合医院传播？随着社交媒体用户流量的不断迁移，业界和学术界更加关注"两微一抖"的传播能力实践。对于公立医疗机构来说，在其与社会公众之间的沟通传播过程中，抢时效、博眼球并不是第一要务，患者最需要的就诊服务信息和功能等严肃的工具性信息，只有在扩大网站、微信账号等自有传播渠道影响力的基础上，触达更宽广的用户才有可能。除此之外，已经有一些医院开始尝试将医生的问诊视频以短视频的形式发布，作为医疗和泛健康科普的重要传播素材，因此，以医院或以医生为主体的科普传播接入短视频平台是合理的。

社交媒体是一个平等、开放、多元的网络空间，社会公众在社交媒体上不仅是信息的接收者，也是信息的创造者和传播者，社会公众在社交媒体上有着自己的声音和意见，有着自己的选择和判断，有着自己的权利和责任。因此，医院在社交媒体上的医疗健康信息的传播，应该是自下而上的交流和合作，强调医院服务，关注社会公众的需求和感受，积极地倾听和回应社会公众，主动地与社会公众对话和沟通，充分地尊重和信任社会公众。合理运营自有传播账号，扩大其传播影响力，是官方医疗舆论场彻底走出"塔西佗陷阱"的重要保障。树立以患者为中心的服务宗旨，维护健康信息沟通多方的合法权益，仍然是医院任重而道远的使命所在。

第六章

媒介化沟通：以医疗健康类纪录片为例

　　媒体对于社会公众的影响是细致的、潜移默化的。社会公众的健康认知受到媒介信息接触的深远影响，大多数社会公众依赖大众媒体获知健康方面的信息，[①]报告第一章已经详尽叙述大众媒体报道对医患关系的影响。除此之外，媒体呈现有可能对社会公众的行为模式产生无意识的影响。社会认知理论认为，个人行为受到个人、行为、环境的三元交互影响，人们在观察他人的行为和模式中间接学习，包括人们在电视节目里看到的内容。[②]社会认知理论为分析和衡量观看医疗节目带来的无意识的影响提供了理论视角。[③]人们在观看医疗类电视节目

---

① COVELLO V T, PETERS R G. Women's perceptions of the risks of age-related diseases, including breast cancer: reports from a 3-year research study [J]. Health Communication, 2002, 14(3): 377-395.

② BANDURA A. Social cognitive theory of mass communication [M] // BRYANT J, OLIVER M B (Eds.). Media effects: advances in theory and research. 2nd ed. Mahwah, NJ: Erlbaum, 2009: 94-124.

③ SLATER M D, JAIN P. Teens' attention to crime and emergency programs on television as a predictor and mediator of increased risk perceptions regarding alcohol-related injuries [J]. Health Communication, 2011, 26(1): 94-103.

时则可能在观察中间接学习新的行为，例如，电视里呈现的健康信息沟通桥段影响人们的真实沟通行为。

一、大众媒体节目影响公众期待

研究者们发现，媒介内容会影响患者期待以及沟通效果。[①] 具体来说，人们在电视节目中看到的医生沟通的风格和行为影响人们的认知，患者在就医时就会期待与医生沟通的场景如电视里看到的那般，若沟通状况与心理期待有冲突，就有可能影响患者满意度。特别是纪实类的医疗节目，媒体内容呈现的通常是由真实医生和真实的沟通过程组成的，这些医生在镜头前的行为成为影响和引导人们对医患沟通的真实情况的认知。[②] 也因此，了解大众媒体如何呈现健康信息沟通过程，以及如何阐释医患关系是了解媒介对健康信息沟通影响的重要环节。

有研究表明，相较于医疗剧集，医疗纪实节目能够更好地展现以患者为中心的医患沟通行为模式，[③] 这类节目侧重描述在医患交流过程中如何产生医疗决策。[④] 也就是说，纪实类医疗节目更多地通过真实人物和事件展示健康信息沟通模式。从 2014 年开始，电视纪录片、纪录

---

① QUICK B L. The effects of viewing Grey's anatomy on perceptions of doctors and patient satisfaction [J]. Journal of Broadcasting and Electronic Media, 2009, 53(1): 38-55.

② CHRISTENSON P, IVANCIN M. The "reality" of health reality television and the public health [R]. Menlo Park, CA: Kaiser Family Foundation, 2006.

③ JAIN P, SLATER M. Provider portrayals and patient-provider communication in drama and reality medical entertainment television shows [J]. Journal of Health Communication: International Perspectives, 2013, 18(6): 703-722.

④ D'AMICO R. Medicine and society: plastic surgery is real, not reality TV [J]. Virtual Mentor: American Medical Association Journal of Ethics, 2007, 9(6): 215-218.

电影、纪实真人秀等纪实类医疗影像开始进入社会公众视野。学者吴红雨、江美仪通过文本分析法和深度访谈的方式，对《人间世》《生门》等医疗类纪录片研究得出，医疗类纪录片构建了医者职业身份之外立体饱满的个人化媒介形象，也呈现了带有家庭、个人属性的多元化的患者媒介形象，医疗纪录片拓展了社会公众对医者形象的认知，医疗类纪录片科普医学与医疗过程对改善医患关系有重要作用。①

纪录片所呈现的独特媒介形象对受众的认知会有一定影响，而目前关于医患媒介形象、医患关系的研究大多集中于对医疗新闻报道的分析，忽略了纪实影像的作用。② 以社会认知理论为框架，从对纪实类电视节目的生产规律和话语策略的探析，进而洞察这类媒体内容是如何从传播者的议程设置上为社会公众带来习得行为模式的间接影响，具有现实意义。

二、媒介话语具有社会现实的建构作用

（一）话语实践体现社会认知

费尔克拉夫（Fairclough），认为语言运用是一个社会实践，话语既表意，又产生社会行为；话语既具有构成性，受到社会结构等的制约，又有建构性，建构社会身份、社会关系、社会概念等有差异的事物，三种建构对应语言的三个功能：身份功能、关系功能、概念功能。③ 话语分析实则是从文本的微观具体分析中找到特定话语建构身份、关系

① 吴红雨，江美仪. 重塑中的医生与患者媒介形象对公众医疗认知的影响——以《人间世》等四部纪录片为例 [J]. 新闻大学,2020(1):86-100,128.
② 同①
③ 胡春阳. 话语分析：传播研究的新路径 [M]. 上海：上海人民出版社,2007:124

等社会实践的方法，从而探析人们在接触特定话语实践后，其对社会现实的认知框架和态度观念如何受到潜移默化的影响。批判的话语分析将语言运用看作社会实践，填补了语言学和话语的社会功效之间的空隙，并尝试揭示话语与社会之间并不显性的关系，因为通常情况下人们并不知道这层关系的存在。① 所以，话语是社会生活实践在语言层面的反映，对话语的分析要在"宏观的社会、文化或情景语境中"，② 媒介话语的分析更是不能孤立地考虑媒介中的言语、视听内容等，也要检视传播的语境。

话语中隐藏着权力。我们可以从话语反映的社会问题或社会现象入手，在对话语文本的分析中解释潜藏心里的认知模型，在相应的社会语境中探讨社会现象。③ 根据批评话语分析的"社会－认知"视角，由群体所共享的社会秩序象征、群体关系以及心理运行过程共同构成的社会认知，④ 成为话语与权力之间必要的连接，我们就可以识别出话语如何在实践中完成权力的再生产，通过日常文本和对话等话语实践，权力以自然的、可接受的方式生效和强化。⑤ 由此，主导话语影响社会共享的知识、态度和意识形态，意识形态是最基本的社会认知，反映群体的目标、利益和价值观，引领社会公众的社会态度。

---

① FAIRCLOUGH N. Language and power [M]. London: Longman, 1989.
② 刘明，常晨光. 语料库辅助话语研究的缘起、特征及应用 [J]. 福建师范大学学报（哲学社会科学版），2018(1)：90-96.
③ 辛斌，刘辰. van Dijk 的社会——认知话语分析 [J]. 外语学刊，2017(5)：14-19.
④ VAN DIJK T. Principles of Critical Discourse Analysis [J]. Discourse & Society, 1993, 4(2): 249-283.
⑤ VAN DIJK T. Principles of critical discourse analysis [J]. Discourse & Society, 1993, 4(2): 249-283.

（二）媒介话语影响社会实践

具体到媒介话语，其生产和解释不仅是语言学的文本问题，而且是社会认知问题，因为媒介话语的生产、传递和消费受到过去的媒体实践中建构起来并内化于生产和理解者个人认知的结构和习俗的影响；还会受到他们自身置于其中的那个社会实践的特殊性质的制约。媒介话语的盛行是当前社会实践和生活实践中最为重要的组成部分，一切意义及形象的建构、产制和协商无不受大众媒介夜以继日所生产的话语的重要影响。①

有能力接近和获取某些特定形式的话语是至关重要的权力来源，那些掌握最具影响力话语的群体更有可能左右他人的观念和行动。② 媒体的话语实践对于社会认知的塑造、引导和强化具有独特作用。从事符号生产、传播与意义诠释的媒介话语制作者，有足够的能力将自己生产的话语在社会公共空间中传播，大众传播媒介即是借助"公共话语的塑造"，③ 将其试图传达的意识形态和意见巧妙地转化为一种被纳入常识范畴的、不言而喻的东西。④

探讨话语、权力和社会三者关系的批评性话语分析是探究媒体话语影响的重要方式，媒体实践连接了话语和社会结构，探讨媒介话语

---

① 胡春阳 . 话语分析：传播研究的新路径 [M]. 上海：上海人民出版社，2007:1

② VAN DIJK T A. Critical discourse analysis [M] // TANNEN D, SCHIFFRIN D, HAMILTON H (Eds.). Handbook of discourse analysis. Oxford: Blackwell, 2001: 352-371.

③ CUKIER W, NGWENYAMA O, BAUER R, et al. A critical analysis of media discourse on information technology: preliminary results of a proposed method for critical discourse analysis [J]. Information Systems Journal, 2010, 19(2): 175-196.

④ 袁会，蔡骐 . 从"只有背影"到"华丽转身"："草根逆袭"话语的媒介建构袁会蔡骐 [J]. 新闻与传播研究，2021,28(5):44-65,126-127.

的文本结构、话语策略等如何影响及呈现嵌入其中的认知模型，是探寻媒体对社会公众认知产生潜在影响的研究基础。对于媒介话语的批评分析则可以通过语言表征中的话语秩序、话语策略，找到引领特定传播和文化语境下群体性的思维方式。

具体到健康信息沟通媒介话语的分析，媒体在话语实践中可以构建起关于医患关系的认知模型，例如，医疗纪录片的文字语言和视听语言的生产与传递，通过医患沟通内容的筛选与呈现，建构起镜头内医生和患者的媒介形象、医患社会关系等，从而使媒介话语产生社会意义。同时，媒介话语的构成受到社会结构、文化习俗以及认知意识等的制约，这种构成性通过镜头内医患沟通的实际情况得以展露，另外，生产者作为社会成员、专业机构和组织成员，对事件的认知、对信源的使用、对内容生产制作等所体现出的认知结构具有社会实践意义。从这个角度来看，社会公众在医疗节目中看到健康信息沟通之所以会促成患者期待，进而影响真实的沟通交流过程，可通过媒介话语对特定的认知模型的嵌入和强化影响了社会公众态度以及对于社会关系的认识加以解释。那么，新闻报道、视听节目等媒介内容一味地强调沟通不畅或关系紧绷，则会强化这一社会现象在社会公众心中的认知偏向，不利于健康信息沟通效率的提升。

三、分析案例：医疗纪录片《人间世》

健康医疗纪录片《人间世》第一季于 2016 年在上海电视台新闻综合频道播出，第二季于 2019 年在东方卫视播出，视频相继在爱奇艺等网络视频平台上线，受到国内观众的持续关注和大量讨论。两季《人间世》纪录片在社会化媒体平台豆瓣上的评分超过 9.5 分，反映出互联网视听用户对纪录片的认可度。《人间世》通过真实事件展现真实的中国式医患关系，以医院为主要场景呈现医患对话、医疗决策过程等纪实影像，展露中国人对生死、亲情、责任的观念。本书选取健康医疗纪录片《人间世》为研究对象，从对《人间世》媒介话语的文本、话语策略等分析中，探究《人间世》的媒介实践如何呈现健康信息沟通的社会认知，进而探讨受到生产者自身认知框架和特定社会语境制约的媒介话语如何对中国式的沟通关系和互动进行解读和意义诠释，以期具体阐述媒介议程对健康信息沟通的影响。

纪录片《人间世》通过不同主题展现以群体实时互动为主的健康信息沟通的面向，这些真实的记录包括医生和患者间的对话、不同身份群体面对镜头的采访以及记者独白等，文本语言和镜头语言共同构成了《人间世》媒介话语实践，在对健康信息沟通模式的心理运行过程等社会认知的实践中，表现出互动关系的权力身份，然而由于大众媒介话语的特殊性，记者身为观察者和生产者，可以在自己的权势范围内决定纪录片话语的题材，确定话语的话题和表达方式，① 综合构建起对于沟通互动关系的呈现与解读。

综上所述，健康医疗纪录片等媒体内容的文本并不是一种客观透明的传播媒介，而是一种话语实践和社会实践。通过纪实影像，患者对医生的期待以及对专业权威的反应、医生在真实环境下的沟通策略得以展现，医患对本群体身份和社会群体的态度蕴含其中。

---

① 胡春阳 . 话语分析 : 传播研究的新路径 [M]. 上海：上海人民出版社，2007:221

四、分析框架：多重话语行动者

从具体的媒介话语实践的分析中，找到影响媒介话语的宏观结构是至关重要的。人们倾向于接受与自己认知图式相符合的信息，当具体的内容记忆消失后，社会公众记住的是纪录片所反映出的宏观结构，那么对于医疗纪录片宏观结构的定位和辨析，则可以在一定程度上识别媒体作为中介环节，通过话语实践对医患期待以及后续康信息沟通行为的影响。

费尔克拉夫(Fairclough,1995)提出批评话语分析要从文本分析(text analysis)、话语实践分析和社会实践分析三个层面入手，在阐释文本和结构特征的基础上，解释其作为话语实践与社会语境的关系，体现了话语具有重要的社会意义。按照社会认知的方法，媒介话语分析可以在考查诸如新闻、谈话等文本形式的内在结构逻辑的基础上，研究这种逻辑所映射的、再生产的意识形态性和社会文化性，[①]从而厘清媒介化与实践对公众隐性的认知影响。据此，学者卡瓦略（Carvalho）提出了媒介话语的分析框架。首先，文本分析建构意义，可从文本结构、行动者及其话语策略等展开分析；然后，将其与社会实践相连展开语境分析（contextual analysis）。[②]媒介话语分析要考虑两层话语介入：一是信源 / 社会行动者的介入；二是生产者的话语介入，强调行动者的话语策略在媒介话语中的重要角色。因此，纪录片《人间世》媒介话语的分析要考虑医患等真实参与者如何沟通，以勾勒出对中国式医患

---

① 李敬 . 传播学领域的话语研究——批判性话语分析的内在分野 [J]. 国际新闻界 , 2014, 36(7):6-19.

② CARVALHO A. Media (ted) discourse and society [J]. Journalism Studies, 2008, 9(2): 161-177.

关系的认知模型；同时还应考虑纪录片生产者如何通过话语策略展现某种观念态度和认知视角，因为生产者在加工文本素材时在遵循解码、解释等一般认知规律的同时，也会因其自身的认知和身份观念影响文本的结构和解释的过程。①

　　纪录片并非一种客观透明的传播媒介，而是一种话语实践和社会实践。通过纪实镜头，患者对医生的期待以及对专业权威的反应、医生在真实环境下的沟通策略被展露，群体身份和权力关系通过媒介话语被呈现。进一步地，通过对纪录片话语内在结构逻辑的洞察，研究这种逻辑所映射的、再生产的意识形态性和社会文化性，②可以厘清媒介话语实践对社会公众隐性的关于互动关系和信息认知的影响。

　　批评话语分析的"社会－认知"视角从话语所反映的社会问题或者社会现象入手，通过分析话语文本来揭示其中潜藏的心理模型，探讨相应的社会政治背景。③本文以批评话语分析中的"社会－认知"路径为框架，从对纪录片《人间世》文本的话语结构和生产者的话语策略分析中，探讨受到生产者自身认知框架和特定社会语境制约的媒介话语如何对中国式的医患关系进行解读和意义诠释，从宏观层面分析其社会动因。本文所涉"文本"以两季《人间世》中的医患对话、采访文本、解说词等文字语言为主，自建语料库，重点探讨医患以及纪录片生产者等主要行动者的话语介入所产生的效果。纪录片中的影像语言多为沟通以及采访过程的真实记录，仅起到辅助作用。

---

① 胡春阳.话语分析：传播研究的新路径 [M].上海：上海人民出版社，2007:219

② 李敬.传播学领域的话语研究——批判性话语分析的内在分野 [J].国际新闻界，2014,36(7):6-19.

③ 辛斌，刘辰.van Dijk 的社会——认知话语分析 [J].外语学刊，2017(5):14-19.

当医患双方缺少直接的互动和接触，社会舆论、媒体传播等间接渠道就会取代直接经验，① 因此，媒介建构出来的医疗图景有可能为态度和行为带来改变，影响患者就医和医生诊疗活动。② 然而，有观点认为，媒体对各类矛盾过分渲染容易形成沟通阻滞的固有印象，使社会公众产生不满情绪。③ 综上所述，本文试图回答下述研究问题。

RQ1：《人间世》呈现了怎样的医患群体形象？建构了怎样的健康信息沟通图景？

RQ2：纪录片的话语策略和话语框架是否凸显或回避沟通关系的紧张？

另外，批判的话语分析尝试揭示话语与社会之间并不显性的关系。④媒介话语的分析更是不能孤立地考查媒介文本，而应该对中国的媒介话语实践与社会实践之间的互动影响关系提供有解释力的理论建构。⑤健康信息沟通具有文化差异。过往研究指出，与欧美文化不同，东亚文化中的健康信息沟通倾向于间接的、隐喻的方式；⑥ 家庭成员在医患

---

① 崔诣晨，金阳，尹昊争.舆情传播对医患关系的影响——基于社会融合的视角 [J]. 中国卫生法制 ,2020,28(4):36-40,46.

② 陈欣钢.身份、关系、角色：医疗改革媒介话语中的医患建构 [J]. 现代传播（中国传媒大学学报）,2015,37(5):46-50.

③ 郑宣.基于认知差异的医患冲突的治理研究 [D]. 长春：吉林大学 ,2020.

④ FAIRCLOUGH N. Language and power [M]. London: Longman, 1989.

⑤ 刘也夫，阎立峰.批评话语分析的否思：外域方法与本土创新 [J].新闻界 ,2022(4):66-75.

⑥ MATUSITZ J, SPEAR J. Doctor-patient communication styles: a comparison between the United States and three Asian countries [J]. Journal of Human Behavior in the Social Environment, 2015, 25(8): 871-884.

沟通中扮演着更加积极和重要的角色，① 部分原因是集体主义式的决策传统以及儒学规范。② 因此，本研究须注意特定的社会文化语境对媒介话语实践的构成性，考查纪实媒体内容与中国健康信息沟通等社会实践之间的互动影响。基于此，本章节试图回答以下问题。

RQ3：《人间世》如何体现中国文化语境下的健康信息沟通特点？

在本研究中的"文本"以第一季、第二季《人间世》中的医患对话、采访文本、解说词等文字语言为主，纪录片中的影像语言多为沟通以及采访过程的真实记录，因此影像语言在媒介话语分析中仅起到辅助作用。本研究重点探讨医患双方以及生产者等主要行动者的话语介入所产生的效果。行动者的接入并不直接产生话语效果，而是通过一系列具体的行为和场合展现出话语的力量。③ 通过对纪录片文本特征、词汇选择、互文性分析、修辞分析等，本研究发现《人间世》媒介话语的生产者使用不同的话语策略，展示话语框架。

五、镜头中：媒介化的沟通主体

定位（positioning）作为一种话语策略，主要是通过话语实践将行动者置于一个特定的关系中，比如在媒介中赋予他们做特定事情的权

---

① CHEN L. Vulnerable live patients, powerful dead patients: A textual analysis of doctor-patient relationships in popular Chinese medical dramas [J]. Cogent Arts & Humanities, 2019, 6(1): 622-626.

② ISHIKAWA H, ROTER D L, YAMAZAKI Y, TAKAYAMA T. Physician-elderly patient-companion communication and roles of companions in Japanese geriatric encounters [J]. Social Science & Medicine, 2005, 60: 2307-2320.

③ CARVALHO A. Media (ted) discourse and society [J]. Journalism Studies, 2008, 9(2): 161-177.

力。① 从这个意义上来说，媒介话语可以通过定位策略实现特定群体的身份构建。在《人间世》媒介话语中，医者与患者的群体身份通过医患对话、记者旁白等得以构建，展现出充满矛盾和人性的医患媒介形象。《人间世》媒介话语依靠沟通互动的真实记录与生产者的解读产生，在这一话语实践过程中，医者、患者以及作为观察者的记者将医和患的群体身份完成了在媒介现实中的构建。

（一）捍卫生命防线的救治者和守护者

以往研究发现，新闻报道等媒介话语实践以高度类型化的叙事方式再现"脸谱化"的医生形象，② 塑造了较为扁平的类型化医生形象，展现出两极化特点：暴力医患冲突中的"受害者"形象，③ 或是医德滑坡、通过不正当手法谋取利益的负面形象，④ 以及"白衣天使、逆行战士、爱国志士"等⑤ 救死扶伤的正面形象。单一、扁平或两极化的媒介形象可能与真实的社会现实之间存在区别，但在《人间世》话语中，医生呈现出更加立体化的面貌，他们是世俗化的鲜活群体，即使拼尽全力也可能事与愿违，在无法平衡工作与家庭的矛盾心情上摇摆。

《人间世》故事里展现的医生，被高强度的工作、疑难杂症的烦恼围绕，这些医生既要治病救人，同时也要面临患者家属的不理解和

---

① HAJAR M. The politics of environmental discourse: ecological modernization and the policy process [M]. Oxford: Clarendon Press, 1995.

② 吴红雨，江美仪.重塑中的医生与患者媒介形象对公众医疗认知的影响——以《人间世》等四部纪录片为例 [J]. 新闻大学 ,2020(1):86-100,128.

③ 刘双庆.中国报纸对医患形象的再现研究——基于四起医患暴力冲突事件的叙事分析[J].当代传播 ,2016(3):40-44.

④ 张惠娟.医患冲突报道中医生形象的重构 [J]. 青年记者 ,2015(2):26-27.

⑤ 梁舒婷.新冠疫情期间医护人员媒介形象建构研究 [J]. 新闻前哨 ,2020(9):68-69.

质疑，通过生产者视角对纪实内容的筛选和强化，让社会公众感受到医生能力有限，面对各种真实境况，他们是无能为力的。

例如，医生面对镜头接受采访，采用医生的直接引语表达医生的工作现状。

[1] 我们单位十个有九个有胃病，这样干下去自己也要低血糖了。（s1e2）

[2] 我们对疾病的认识还是相当肤浅的，虽然我是一个专家，但是我真的不是神仙。（s1e8）

直接引语是指直接转述当事人的话，纪录片的内容形态可以实现当事人在镜头前阐述本人话语。从互文性的角度来看，媒介话语生产者通过直接引语的选择来表达立场和意图，可以说，直接引语是一种间接意识形态的表达。① 医生和患者的话以直接引语的方式呈现于镜头前，表达对社会群体的身份定位更具有说服力，医生与患者家属围绕伤病进行沟通的记录中，双方都使用了"不是神仙""不是神医"等词汇结构，强调了医生只是普通人的身份概念。

[3] 患者家属对话：

妻子：这不就是说，尘肺就是治不好吗？

儿子：他不是神医，明白吗？你得做好心理准备，有好就有坏。（s2e3）

[4] 医：医生也不是神仙，我们只能尽力做我们能做的事情，尽力都给他做到，所以把这么多医生都请来想办法，就是为了做得更好一点。（s2e10）

---

① 洪亚星，董小玉.被仰视的中国：从文本建构到形象塑造——基于纪录片《超级中国》的批评话语分析 [J].新闻界，2015(13)：24-29.

另外，纪录片《人间世》的生产者通过旁白形式，凸显医生面对抢救无效时的无力感，将带有观察者认知定式的解读带入，医生鲜活的世俗化形象被构建起来，促成媒介话语的成型。例如：

[5] 有的时候，医生拼尽了力气，也没有拼到一个治疗的机会。（s1e1）

通过医患话语的直接引述和生产者的旁白，两重话语行动者的介入使医生的无奈、无力得以展现。

与"不是神灵"的医生形象相对，《人间世》同样凸显出医生坚持救治的"战士"形象，显露人性的光辉。例如：

[6] 医：那个时候，就想哪怕有一个新的器械、新的手段，我都想去尝试。（s1e8）

[7] 旁白：但外科医生不轻易低头，没有条件，创造条件也要上。（s2e4）

可以说，纪录片《人间世》通过对医患等行动者真实表述的引用，以及生产者加注个人理解的旁白，将医生的媒介形象勾勒出来，以此置于医患关系中的医生不再是单纯的受害者或脸谱化身份，既强调医生的无能为力，又展露医生不放弃救治的坚定，这样的身份构建将医生的身份定位于拼尽全力救治生命的社会群体身份，然而，媒介话语在强调医生"不是神仙"的同时依然存在将医生在医疗决策中的角色功能夸大的可能性，无形之中将医生"神化"，则有可能使社会公众在解码的过程中对医生形成较为矛盾的认知图式。

（二）仰赖专业照护的个体、应对生活困境的个体

《人间世》中的患者是需要帮助的弱势群体，其身份的构建是在医患互动关系的描写和阐释中完成的。患者在面临关键医疗决策时，中国式医患沟通中较为典型的家长式特点 ① 被展现，即患者对医疗决策的参与有限，他们或因顾虑服从医生的专业权威而在心理"憋着"疑问和担忧。②

《人间世》记录的医疗案例以疑难杂症为主，真实事件中的患者面临着巨大的人生挑战。从患者的直接引语中可以看出，患者将全部希望寄托在医生身上，认为医生是自己的"解药"。例如：

[8] 患（对患者妻子说）：进了手术室他（医生）会负责的，他是医生，救死扶伤的。（s2e3）

[9] 患者家属：我们相信你，我们就是冲着您来的。

医：不是相信我，整个医院里面我们都出动了。（s1e6）

患者在与医生沟通时，希望依靠医生痊愈，这种依赖程度甚至将自己在医患关系中完全置于被动位置，这样的高度期待反映出患者内心对于医生身份权威的认同。例如：

[10]患：求求你了好不好？医生，求求你。求你了，医生。（s2e1）

《人间世》将患者的现实生活困境通过记者旁白展现出来，媒介话语实践中的患者被医疗费用、专业知识门槛等现实问题困扰。这些现实的难题通过记者的观察，以第三人称的指称叙述出来时，弱势的"他者"身份被构建。例如：

[11]每次签字，王东和妻子努力地听着医生的解释，他们

---

① ROTER, DLHALL, JA. Doctors talking with patients/patients talking with doctors: Improving communication in medical visits. Westport: Auburn House,1992.

② Matusitz, J., & Spear, J. Doctor-patient communication styles: a comparison between the United States and three Asian countries[J]. Journal of Human Behavior in the Social Environment, 2015,25(8), 871-884.

想从这些通知书中读懂医生的判断。（s1e6）

[12] 对于主刀医生而言，或许只是他无数例人工耳蜗手术中的一次，但对于手术台上这个小小的生命而言，却可能是一次人生的拐点。（s1e7）

记者将一台手术与人生拐点置于同等位置，并用"小小的""无数"等形容词突出了个体患者的渺小，镜头中患者家属对医生下跪、身体前倾以及不断附和等体态语言也将患者弱势渺小的形象强化。患者的期盼与无助在与医生对话时展露出来，面对医疗决策或术前咨询时，患者与记者双重话语行动者无形之中将医生"神化"，使之与前述"不是神仙"的医生媒介形象产生矛盾。

（三）变动中的沟通关系：专业权威与争取信任

医患关系中的权力结构如何体现可以在媒介话语策略的分析中找到。媒介内容对特定行动或权力的辩解或认可视为合理化（legitimation）的话语策略。① 合理化话语策略是对说话者行为以及特定行动为什么会被社会所接受的解释。② 针对医患沟通的话语实践，纪实内容通过对医生使命的自我认知、患者必须理解医生等强化和突出了医生的绝对职责，在这一过程中，拥有家长式权威的医生权力得以合理展现。

1. "家长式"权威率先主导沟通过程

当医生的控制权居于主导地位，其会根据自认为的对患者的最优

---

① VAN LEEUWEN T, WODAK R. Legitimizing immigration control: a discourse historical analysis [J]. Discourse Studies, 1999, 1(1): 83-118.

② VAN DIJK T A. Ideology: a multidisciplinary Approach [M]. London: Sage, 1998.

利益做出决策，体现"家长式"关系① 医患沟通特点。"家长式"模式源于医生专业权威，患者对医疗决策的参与有限，他们或因顾虑服从权威而在心理"憋着"疑问和担忧，这或许跟深层的社会层级观念或宗教信仰等有关。② 围绕医疗决策进行的医患沟通中，标准医疗对话形式较为常见，由医生控制双方互动，在这一话语实践过程中，医生的权力地位展现出来，那么依赖医生的患者则在医生控制的话轮中顺势而为。如此的行为模式在医患对话中多有体现。

[13] 医：我告诉你，第一，小孩目前的状况，他是一个恶性肿瘤，他不是正常人，在恶性肿瘤的病人，他要麻醉，首先这个麻醉关要过，他能不能过麻醉关，我们也不知道。所以今天跟你谈的这个方案，如果你愿意这样做，我们就安排，你不愿意，那我们也没办法。因为你是监护人，懂我意思吗？

患者家属：我要和我妻子商量一下。（s1e6）

[14] 医：虽然化疗的费用还是相当多，但是你们也要有心理准备，我觉得在她最后一段时间里，我们能做到的是，一个是拖延她的生命，第二是减少她的痛苦，第三也给她更多的快乐和自由。（s1e9）

在医疗决策前的沟通中，医生大多数情况下控制着秩序。"我觉得""我告诉你"等表述，是医生控制话轮的显著表现，并为患者提

① ROTER D L, HALL J A. Doctors talking with patients/patients talking with doctors: improving communication in medical visits [M]. Westport: Auburn House, 1992.

② MATUSITZ J, SPEAR J. Doctor-patient communication styles: a comparison between the United States and three Asian countries [J]. Journal of Human Behavior in the Social Environment, 2015, 25(8): 871-884.

供医生视角的最优解建议。从工具性信息传递的角度来看，医生的告知和解释可以有效传达信息，然而，当医生的表述方式缺少情感时，则会在医患沟通的实际效果中打折扣。然而医生权威在进行医疗决策时会消解，决策控制权回到患者一方，此时医生要最大限度地争取到患者的理解和信任，间接映射出患者因不理解或治疗效果不如预期而产生医患纠纷的社会现状。

2. 患者权力在决策阶段被凸显

进行医疗决策和后续治疗时，患者在沟通中的权力明显上升，体现为医生要想方设法获得患者及家属的理解和信任。患者要理解医生得到合理化的解释，即医生已经在高压环境中做到了最极致的使命担当，那么医生必须得到患者的理解，才能使医疗工作推进下去。例如：

[15]旁白：很难解释，也必须解释，因为这是获取家长理解的唯一方法。（s1e6）

[16]医：你一定要信任我们，你信任了我们以后，我们做事就比较爽一点。

患者家属：到医院来都是相信你们的。（s1e6）

医生在争取患者信任的过程中回到弱势一方，只有在患者认可医生建议及接受后果的基础上，医生才可以顺利开展工作。纪录片通过真实的医患故事不断强化医生需要患者理解的观念，合理化的话语策略发挥着隐性作用。生产者以第三方身份，站在认定医生拥有至高无上的职业精神的基础上。强调患者信任和理解至关重要，其中潜在的与社会实践的连接是患者的不理解和不信任是引发医患矛盾的重要原因。

六、话语框架：专业使命与中国式人情味

话语框架是一个组织意义的筛子，通过"选择""凸显""淡化""排除"等机制来解释社会事件。[①] 媒体的议题内容背后包裹的框架应该是与现实生活的基本经验和社会语境结合在一起的，可以说筛选和包装新闻话题的过程[②] 体现出带有认知图式的话语框架。从《人间世》的内容来看，其对于医患关系的探讨淡化了医患群体之间的工具性沟通，强化了在中国文化语境下的情感属性，最终将医患矛盾的成因与更宏大的社会问题联系在一起。

（一）专业沟通彰显使命感

首先，《人间世》对纪实素材的选用凸显了医生的神圣使命感。从医生的话语中，社会公众感受到医生对于自己职业使命的认定，同时这样的认知观念指引着医生必须承担巨大责任和拼尽全力，将医生置于道德高点。例如：

[17] 医：你选择了医生，那么你就要救死扶伤，就要敬畏生命。（s1e8）

[18] 医：讲穿了，我每天下班都说我是背着几条人命回家的，这几条人命就攥在我手里的。我如果没有及时地诊断，发现一些问题，可能就耽误人家了。（s2e8）

在对自我职业认知的阐释中，医生不断强调职业的使命感，将其与人生意义等关联，通过这样的修辞方法，医生的使命超

---

① ENTMAN R. Framing: Towards clarification of a fractured paradigm [J]. Journal of Communication, 1993, 43(4): 51-58.

② IYENGAR S. Is anyone responsible? how television frames political issues [M]. Chicago and London: University of Chicago Press, 1991.

越了医疗职责的功能性，成为伟大的、神圣的人。例如：

[19]医生独白：但我相信医生可能比别的职业，更容易找到存在的意义。（s2e8）

面对患者送来的感谢礼物，医生会对记者说"自己没有白来一趟人世间"。由此，《人间世》所描述的医生日常工作是在巨大责任感的包裹下面对各种情况，纪录片试图向社会公众传递医生是伟大的、值得敬畏的认知观念，进一步地，生产者以神圣使命作解，强调社会对医生这一群体的期待，逐渐形成好医生的社会评判标准。

[20]旁白：就像我们总是愿意相信，医生总是可以妙手回春。（s2e2）

[21]在诊室里，虞先濬既要做医学上的判断，也要做人情的判断，这是一名成熟医生的标志。（s2e9）

[22]旁白：一个医生最有意义的时刻不仅来自医学，还来自帮患者解决医学无法解决问题的时候。（s2e10）

（二）良性沟通离不开中国式人情味

面对医患沟通的现实课题，《人间世》强调了具有中国文化语境依赖性的人情冷暖的重要意义。正如导演所说："《人间世》不仅是一部医疗纪录片，同时还通过医疗故事讲述中国人的情感关系和处世之道。"① 这一框架引领着纪实故事指向情感层面，放大了纪实影像的人文色彩，突出对于生命的尊重。通过人情框架，使医生成为有温度的人，而非冰冷的专业职业名词。

[23]旁白：在这个流动着人情冷暖的空间里，他们每天都

---

① 田玲玲. 热播纪录片《人世间》导演：生命以痛吻我，我却报之以歌 [N]. 南方都市报，2019-01-23, 第 14 版.

在参与别人的生老病死，同时也修炼着自己的内心。（s1e2）

[24]旁白：临终关怀既是看病，也是医心。（s1e4）

人情处世之道同样潜藏在医患互动中。医生要在沟通中把中国式的情感偏好因素考虑进去，他们要与患者建立起情感联系，医生在接受采访时会说"你真的要把患者当成你的亲人一样（s1e6）"，医生会采用第一人称"我们要坚强呀，我们前面都很好的呀，（s1e7）"安抚病患，侧面反映出纪录片生产者的标准观念，即在中国语境中的好医生既懂医术又懂人情，如例（22）。

人情因素同样成为患者向医生表达感谢的重要行为参考依据。

[25]旁白：很多病人要去找领导，他们是来送锦旗的。这是中国人表达善意的特有方式——表扬一个人要让他的上级领导知道。（s2e4）

另外，从患者和家属的言语行为中不难看出传统文化价值观的影响。当面对救治困局时，患者寄希望于祈祷的力量，或者凸显患与医互动中的情感依据。

[26]旁白：邹磊的妈妈，除了向天祈祷，再也没有其他的办法了。（s1e1）

[27]患：我投硬币吧，叫上帝来帮我决定，（s1e1）

[28]患：我想应该也是人心换人心吧，医生可能也是蛮用心地在做。（s1e6）

《人间世》媒介话语没有刻意淡化沟通不畅或互相不理解的真实状况，而是在话语实践的过程中，以更宏观的社会结构性原因解构具体沟通过程中的阻滞因素。医疗资源集中和不平衡的现实状况增加了部分公众的就医难度，患者也更愿意选择三甲医院或名医专家，当看病难的症结转化成个体的情绪和压力，结构性的社会问题就可能导致冲突等潜在问题的出现。

[29] 患1：医生还是太少了，病人太多了管不过来。患2：这个社会，大家都是比较浮躁的，包括医生看病也是这样，患者来看病也是这样。（s1e8）

生产者的阐释将《人间世》媒介话语实践与社会实践相连，引发社会公众从更加宏观的认知结构理解弱化有效沟通的障碍因素。纪录片采用大量医生的直接引语表明医生的工作强度与家庭生活难以平衡的事实，以及晋升压力带来的考验等，间接地阐释医疗资源紧张带给医生的生存压力。

[30] 医：但是我们的体制导致他在我这边他看不到未来他的职业发展前景，这是一件很令人伤心的事情。（s2e8）

通过社会结构性问题的解构框架的指引，弱势的患者身份概念因职业伤害、高昂医疗费用、特殊人群被忽视等更宏观的社会议题而强化，例如，当病患因为种种原因无法依靠社会保障就医时，其面临的现实压力更大。夹杂着诸多社会问题的就医过程，单靠基层医生无法完全规避纠纷和冲突。

[31] 旁白：除了廖连和，医院里还有许多尘肺病患者无法确定劳动关系，与职业病鉴定无缘，相应的社会保障也无从谈起。（s2e3）

又如，第二季第7集关注认知障碍老人的现实情况，纪录片呈现了特殊群体的生存状况以及家属因照顾老人产生的更复杂的家庭矛盾，现实的难题需要更多人的关注与关爱，同样，纪录片文本强调慢性疾病牵涉长期的投入，就诊之外的关怀光靠医生是无法解决的。

[32] 医：现在目前是有些，大家还不知道应该怎样照顾（老人心灵的需求）。所以，这是一个社会问题。（s2e7）

《人间世》将展现的医患沟通纪实与社会现实相连，那么，在话语实践的过程中，医患身份被构建，医患社会关系被阐释和解读，其背后是对社会现实的宏观结构的认知，既包括医者和患者群体的观念和立场，更重要的是，纪录片生产者以观察者的立场通过对纪实内容的筛选、强调和运用话语策略，展现了特定的媒介化的医患关系现实。进一步地，《人间世》媒介话语对医疗场景的介入，不仅呈现了媒体框架内的现实图景，而且创造了现实。① 如前文所述，社会公众接触到嵌入《人间世》的认知图式后，有可能影响自己的观念和立场，由于《人间世》展示了生产者和观影者共同所处的群体文化认知规律，那么，《人间世》建构起来的肩负神圣使命的鲜活的医生以及人情流动的健康沟通行为等，进一步引发社会公众思考中国式家庭关系、生死观等更宏大的议题。

七、结论与讨论

医患关系的构建和维系，不仅取决于医患之间的直接沟通和交流，也受到媒介的影响和介入。媒介作为信息的传播者和解释者，通过不同的话语和形式，对医患关系进行了塑造和呈现，从而影响和改变了社会公众对医患关系的认知和评价。媒介对医患关系的塑造和呈现，不仅反映了媒介的生产者的认知结构和传播意图，也反映了社会公众的需求和偏好，以及媒介的特质和规律。因此，探讨媒介对医患关系

---

① 陈欣钢. 身份、关系、角色：医疗改革媒介话语中的医患建构 [J]. 现代传播（中国传媒大学学报），2015,37(5):46-50.

的塑造和呈现，对于理解和改善医患关系，具有重要的理论和实践意义。

《人间世》媒介话语构建了中国式医者和患者的媒介身份和互动关系。受到生产者认知结构以及传播意图影响的《人间世》，用真实的记录加大了医患之间的情感浓度。《人间世》中的患者是渺小的、需要帮助的，镜头中的他们相信医生，对生命充满渴望与尊重，"我生怕自己滑到那个小概率事件里"。面对疾病治疗的未知，医者也必须承担代价，他们有血有肉有感情，面对错综复杂的现实压力，依然坚守神圣使命，找寻意义。正如旁白所述："面对无法预知的变局，坚持下去，就是选择医生这个职业所必须付出的代价。"

医者与患者呈现双"弱势"特点，医生之弱势源于面对疑难杂症和工作强度的束缚，以及必须获得患者理解的情绪压力；患者之弱势源于高压的现实困境，以及深层的社会层级观念等。在这不确定的、情暖流动的媒介现实中，纪录片生产者将医学和医疗比喻为保护人类的盾甲，医生身为"守卫战士"的媒介形象被自然化地阐释。例如：

[33] 除了祈求上苍，医学是人类保护自己的最后屏障，而医院是人类与疾病斗争的战场。（s1e10）

两季纪录片塑造了医生立体化的正面形象，然而，这样的媒介话语实践中的医生形象存在过于高尚和被神化的趋势，有可能为真实的医患沟通带来新的障碍。以往研究表明，看过《人间世》的医护群体担心当医者被神圣化之后，患者对医生的期待值一再提高，一旦达不到期望，失望的情绪也将提高产生纠纷的概率。[①]"真实生活"与"媒

---

① 吴红雨，江美仪. 重塑中的医生与患者媒介形象对公众医疗认知的影响——以《人间世》等四部纪录片为例 [J]. 新闻大学，2020(1):86-100,128

体写照"共同构成对某种特定形象的认知，^①如果社会公众对医生不切实际的期待在现实中遭遇"泼冷水"，那么社会公众对医患关系的认知就会陷入混乱，减弱健康信息沟通的效果。

可以肯定的是，健康医疗纪录片对缓解沟通冲突与信任缺失是具有积极意义的，至少通过纪实话语的呈现将医患信任与达成共识的重要性带入公共话语，媒体的主导权可以在对社会认知转变方面发挥效用。通过具有影响力的话语生产者，将对医患信任的呼吁以媒介话语的形式向外传播，即大众媒介发挥作用将和谐医患关系带入社会公众的认知观念中，如果媒介话语拥有足够强的影响力，则有可能缓解医患矛盾的现实问题。事实上，医患话语中的行动者感知到媒介介入的效果，他们会有意识地通过媒介的中介因素调和医患互动。

[34]患者家属：电视台跟着你们是什么意思？怕家属跟你们有矛盾产生。那现在你们这样工作太吃力了。（s1e2）

[35]医生面对记者：医生和病人达成一个很好的共识和信任，我想也是目前我们一直向往的一件事情。（s1e6）

因此，媒介话语实践起码能够唤起社会公众在中国的现实语境下思考应该如何看待医患关系，但是纠纷、情绪和矛盾牵涉更加复杂的多维度社会动因，紧靠几部纪实作品无法改变。但至少，媒介话语的生产者秉持着积极意图来推动对话。

[36]旁白：这个时候再面对摄像机，我知道是很残忍的一件事情，我跟你们说声对不起，但是我们也是想让更多的人知

---

① LUPTON D. Doctors in the news media: lay and medical audiences' responses [J]. Journal of Sociology, 1998, 34(1): 35-48.

　　道这件事。（s1e3）

　　在媒介内容的传递之后，推动社会问题的良序解决需要多方协作。媒介话语构建的媒介现实是展露人间冷暖的真实故事，而媒介话语塑造和影响社会公共话语的进程是推动社会进步的重要因素，我们也"希望这世间，患者得其医，医者得其敬"（《人间世》豆瓣热门评论）。

第七章

社交媒体中的健康科普：以人乳头瘤病毒
疫苗为例

如前文所说，健康信息的传递和风险沟通过程，不局限于医生与患者，更不会限制于诊室与医院。社交媒体兼具大众传播和人际传播的特点，用户以自己为中心搭建起的个人门户中，用户拥有主动选择权，那么他们的健康认知被谁影响，他们通过哪些渠道和媒体累积医疗健康知识等，受到社交媒体环境的影响。疫苗作为重要的健康干预手段，其科普传播的主体是否以医务工作者和医院为代表的传播者？本章以人乳头瘤病毒（Human papillomavirus，HPV）疫苗为例，探寻社会化媒体微博中的 HPV 疫苗相关内容，针对现有状况提出关于做好疫苗科普的建议。

HPV 是一种球形 DNA 病毒，能引起人体皮肤黏膜的鳞状上皮增殖，主要通过性传播方式感染。以往调查表明，中国不同地区女性的

HPV 感染率为 8% ~ 23% 不等，[①] 成年女性 HPV 感染率呈 17 ~ 24 岁和 40 ~ 44 岁双高峰。[②] HPV 感染是引发宫颈癌的确定性病因之一，90% 以上的宫颈癌都伴有高危型 HPV 感染。中国年轻城市女性（35 ~ 44 岁）中，宫颈癌致死率以每年 4.1% 的速率增长。[③]

　　人乳头瘤病毒疫苗是目前能够有效预防宫颈癌的疫苗，全球已经有 160 多个国家批准使用，28 个国家支持学生和青少年免费接种。2017 年 7 月，HPV 疫苗希瑞适（Cervarix@）正式在中国上市；而后，四价、九价 HPV 疫苗陆续进入国内市场；2020 年，国产双价人乳头瘤病毒疫苗正式供货。与其他国家相比，HPV 疫苗进入中国时间较晚，近几年成为社会公众特别是女性较为关注的健康议题。国产 HPV 疫苗、水货疫苗、九价疫苗等新闻事件成为社交媒体上的热点。较晚进入大陆市场的 HPV 疫苗，以及与之关联的 HPV 及宫颈癌等健康信息科普、科学的风险沟通具有现实关怀。

一、低疫苗认知率伴随高接种意愿

　　以往研究表明，中国女性对于 HPV 疫苗具有较高的接种意愿，[④]

① LI H, ZHANG J, CHEN Z, et al. Prevalence of human papillomavirus genotypes among women in Hunan province, China [J]. European Journal of Obstetrics Gynecology & Reproductive Biology, 2013, 170(1): 202-205.

② 陈直平，孙晓冬，程晓东，等 . 人乳头瘤病毒疫苗在成年女性应用中的若干问题及建议 [J]. 中华预防医学杂志，2018, 52(9):879-884.

③ LING Y, PARKIN D M, LI L, et al. Time trends in cancer mortality in China: 1987-1999 [J]. International Journal of Cancer, 2003, 106(5): 771-783.

④ LI H, ZHANG J, CHEN Z, et al. Prevalence of human papillomavirus genotypes among women in Hunan province, China [J]. European Journal of Obstetrics Gynecology & Reproductive Biology, 2013, 170(1): 202-205.

李（Lee）等学者发现在有官方背书的前提下，香港女性表现出对 HPV 疫苗较高的接受度；[①]2019 年末，本研究就女性 HPV 疫苗认知度及接种意愿进行网络问卷调查，结果显示，244 名受访者中，81% 的受访者听说过 HPV 疫苗，其中 161 名未接种该疫苗的受访者表示有接种意愿，然而，尽管有超过 85%（170 人）的受访者知道感染 HPV 有可能导致宫颈癌，但对于预防性 HPV 疫苗的必要信息知晓率较低——37% 的受访者了解市面上 HPV 疫苗的类型，60% 的受访者知道接种该疫苗的正确剂次。疫苗的认知率影响社会公众接纳度，进而对后续健康行为带来影响。那么，HPV 疫苗的科学传播，以及该疫苗与宫颈癌疾病预防等关联性的健康科普十分必要。

在 HPV 疫苗进入国内市场之前，有研究者就疫苗认知度展开调研后显示，中国国内女性普遍对 HPV 的相关健康信息缺乏；[②]听说过 HPV 病毒的人还不到 30%。[③]随着 HPV 疫苗开始进入国内市场后，其知名度也通过网络和人际宣传渠道逐渐扩大，但是，女性对 HPV 及疫苗的认可度却一直保持在较低水平，[④]而 2019 年的问卷调查也表明，受

① LEE P, KWAN T, TAM K, et al. Beliefs about cervical cancer and human papillomavirus (HPV) and acceptability of HPV vaccination among Chinese women in Hong Kong [J]. Preventive Medicine, 2007, 45(2): 130-134.

② JING L, LI L, MA J, et al. Knowledge and attitudes about human papillomavirus (HPV) and HPV vaccines among women living in metropolitan and rural regions of China [J]. Vaccine, 2009, 27(8): 1210-1215.

③ CHANG I J, HUANG R, HE W, et al. Effect of an educational intervention on HPV knowledge and vaccine attitudes among urban employed women and female undergraduate students in China: a cross-sectional study [J]. BMC Public Health, 2013, 13(1): 1-8.

④ 孔凡琼，王琪，段海曦，等. 适龄女性对接种 HPV 疫苗重要性认知度的调查研究 [J]. 中外女性健康研究，2018, (16):196-197.

访大学生中对 HPV 和疫苗的知晓率均不足 30%。[①]

综上所述，国内社会公众对"新鲜的"HPV 疫苗接种意愿较高但认知程度偏低。人们的健康认知受到媒介信息接触的深远影响，大多数社会公众依赖大众媒体获知健康方面的信息，[②] 因此，媒体对于 HPV 疫苗认知度及态度发挥着潜在作用。[③] 了解目前国内媒体平台如何呈现 HPV 疫苗信息有助于提升社会公众认知及后续健康促进提供参考依据。

近年来，互联网媒体极大地改变了人们的健康信息传播和接收方式。根据本研究的前期调查，受访者主要通过社会化媒体平台、媒体报道及亲友等人际传播渠道了解 HPV 疫苗，如图 7.1 所示。

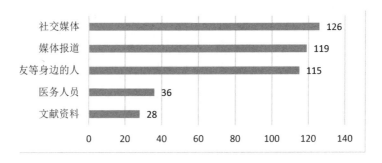

图 7.1 问卷调查：您是从哪些渠道知道 HPV 疫苗的？

信息和传播技术的蓬勃发展让医务人员、社会公众以及大众媒体

① 张肖肖，史金晶，张延炀，等. 中国大陆高校大学生人乳头瘤病毒疫苗知晓度和接种意愿 Meta 分析 [J]. 中国疫苗和免疫，2019，v.25(3)：72-76.
② COVELLO V T, PETERS R G. Women's perceptions of the risks of age-related diseases, including breast cancer: reports from a 3-year research study [J]. Health Communication, 2002, 14(3): 377-395.
③ GOLLUST S E, ATTANASIO L, DEMPSEY A, et al. Political and news media factors shaping public awareness of the HPV vaccine [J]. Women's Health Issues, 2013, 23(3): 143-151.

之间的健康信息的收集、传递以及应用等过程发生了重大变革。[①] 社会
化媒体为社会公众提供了在线健康信息互动平台，使其成为 HPV 及疫
苗的重要信息来源。此外，媒体账号、自媒体、医疗机构等均接入微
博等社交媒体平台，网络用户通过社交媒体所接触的相关健康信息更
加立体和多元。

　　那么，社交媒体中的 HPV 疫苗信息如何呈现？这些信息是否清晰、
科学、准确地进行健康沟通？社交媒体用户如何回应 HPV 疫苗信息？
本文以社会化媒体微博为对象，对微博平台中的 HPV 疫苗相关视频进
行内容分析，试图呈现现阶段微博平台中的 HPV 疫苗健康议题的传播
图像。

二、媒体对 HPV 疫苗的影响研究综述

（一）大众媒体与 HPV 疫苗研究

　　HPV 疫苗媒体报道与健康态度、健康行为之间的关系是重要研究
议题。在了解宫颈癌的风险以及 HPV 疫苗的益处后，社会公众对 HPV
疫苗的关切度增高，[②] 掌握的 HPV 疫苗的知识越多，社会公众对疫苗
的接受度越高。

　　媒体利用不同的报道方式为 HPV 疫苗制定多种认知框架，比如描

---

① AMICIZIA D, DOMNICH A, GASPARINI R, et al. An overview of current and
potential use of information and communication technologies for immunization
promotion among adolescents [J]. Human Vaccines & Immunotherapeutics, 2013,
9(12): 2634-2642.

② LEE P W, KWAN T T, TAM K F, et al. Beliefs about cervical cancer and human
papillomavirus (HPV) and acceptability of HPV vaccination among Chinese women
in Hong Kong [J]. Preventive Medicine, 2007, 45(2-3): 130-134.

述疫苗的有效性，^① 强调疫苗预防宫颈癌等结果，^② 或突出 HPV 有争议性的地方。^③ 接触不同认知框架的人群就有可能对同一疫苗产生不同立场，逐渐影响健康行为——如果一般媒体无条件地推崇疫苗接种，而严肃媒体适度呈现批评的声音，不同的信息接触在很大程度上决定社会公众是否接受 HPV 疫苗。^④ 国内研究发现，香港媒体的 HPV 疫苗报道（2006—2016）^⑤、百度平台搜索所得 HPV 疫苗相关新闻（2016—2018）^⑥ 等倾向使用恐惧诉求框架，强调 HPV 病毒威胁性及宫颈癌患病死亡率等信息，以唤起社会公众对健康的关切。

HPV 疫苗报道频次逐渐增加，但同时反映出信息缺失、准确性不足等问题——电视等传统媒体报道缺少关于 HPV 预防、传染、症状和患病率等关键信息。^⑦ 另外，互联网是大众获取 HPV 疫苗信息的最受

---

① BIGMAN C A, CAPPELLA J N, HORNIK R C. Effective or ineffective: attribute framing and the human papillomavirus (HPV) vaccine [J]. Patient Education and Counseling, 2010, 81: S70-S76.

② LEADER A E, WEINER J L, KELLY B J, et al. Effects of information framing on human papillomavirus vaccination [J]. Journal of Women's Health, 2009, 18(2): 225-233.

③ GOLLUST S E, ATTANASIO L, DEMPSEY A, et al. Political and news media factors shaping public awareness of the HPV vaccine [J]. Women's Health Issues, 2013, 23(3): 143-151.

④ HILTON S, HUNT K, LANGAN M, et al. Newsprint media representations of the introduction of the HPV vaccination programme for cervical cancer prevention in the UK (2005 - 2008) [J]. Social Science & Medicine, 2010, 70(6): 942-950.

⑤ 贺文迪. 香港 HPV 疫苗的新闻报道研究 [D]. 广州：暨南大学.

⑥ 尹宇晓. HPV 疫苗媒体报道研究 [D]. 杭州：浙江传媒学院，2019.

⑦ ABDELMUTTI N, HOFFMAN-GOETZ L. Risk messages about HPV, cervical cancer, and the HPV vaccine Gardasil: a content analysis of Canadian and US national newspaper articles [J]. Women & Health, 2009, 49(5): 422-440.

欢迎的渠道，① 然而线上 HPV 疫苗信息传播同样存在有偏见的、缺少科学依据的甚至具有误导性的内容。哈贝尔（Habel）等学者对聚合于谷歌、雅虎等综合门户网站的相关报道分析后发现，关于后续疫苗接种剂次、副作用以及疫苗的保护效果等方面的基础医疗信息呈现是有限的。② 有学者认为，HPV 及疫苗知识匮乏的原因之一来自不完整、不精确的媒体报道，③ 这些报道总体缺少细节化的重要事实：多数 HPV 感染存活时间短并且能够自愈，仅有小部分 HPV 感染将发展成宫颈癌，以及宫颈癌源于持续的 HPV 感染。④若从媒体渠道获知的信息不够准确，社会公众对 HPV 及其疫苗的全面认知将会受到影响，而且了解是否深入也会影响后续健康行为。

（二）社交媒体与 HPV 疫苗研究

社会化媒体是数字化空间内允许人与人之间互动、分享内容的渠道和工具，正在日益成为个人的健康信息来源。⑤ 随着大众在社会化媒体上的新闻消费和信息获取比例的不断增长，聚焦于社会化媒体与

① HUGHES J, CATES J R, LIDDON N, et al. Disparities in how parents are learning about the human papillomavirus vaccine [J]. Cancer Epidemiology and Prevention Biomarkers, 2009, 18(2): 363-372.

② HABEL M A, LIDDON N, STRYKER J E. The HPV vaccine: a content analysis of online news stories [J]. Journal of Women's Health (2002), 2009, 18(3): 401-407.

③ ANHANG R, GOODMAN A, GOLDIE S J. HPV communication: review of existing research and recommendations for patient education [J]. CA: A Cancer Journal for Clinicians, 2004, 54(5): 248-259.

④ CALLOWAY C, JORGENSEN C M, SARAIYA M, et al. A content analysis of news coverage of the HPV vaccine by US newspapers, January 2002 - June 2005 [J]. Journal of Women's Health, 2006, 15(7): 803-809

⑤ LIN W Y, ZHANG X, SONG H, et al. Health information seeking in the Web 2.0 age: trust in social media, uncertainty reduction, and self-disclosure [J]. Computers in Human Behavior, 2016, 56: 289-294.

HPV 疫苗的健康传播研究陆续出现。

社交媒体中用户创造、获取和分享健康信息的过程可以为疫苗接受率带来积极影响，通过社交媒体接触 HPV 及疫苗信息的用户表现出积极态度和搜寻更多信息的意愿。[①] 除积极作用外，不当疫苗信息的潜在危害引起了研究者的关注。社交媒体中关于 HPV 疫苗的负面内容是疫苗批评内容中最常见的，[②] "反对疫苗"的博文、网页等内容会影响人们的接种意愿或是否遵照医嘱免疫程序。[③] 促进健康的信息传播不仅是强调疫苗的好处，同时须对疫苗的不确定性及顾虑做适当说明，使社会公众拥有接触全面健康信息的可能。

站在使用者的视角，多数社交媒体用户喜欢分享新闻网站和 UGC 相关内容，多过来自医疗机构或科学期刊的信息。[④] 年轻用户倾向于在社会化媒体中搜寻 HPV 信息，参与疫苗接种的交流讨论。虚拟社交平台的传播方式不仅满足其求知需求，同时提供更加友好的匿名交流空间。郭小安等学者调查发现，社交媒体接触和人际交流是影响女大学

① YOO S W, KIM J, LEE Y. The effect of health beliefs, media perceptions, and communicative behaviors on health behavioral intention: an integrated health campaign model on social media [J]. Health Communication, 2018, 33(1): 32-40.

② MARGOLIS M A, BREWER N T, SHAH P D, et al. Stories about HPV vaccine in social media, traditional media, and conversations [J]. Preventive Medicine, 2019, 118: 251-256.

③ ODONE A, FERRARI A, SPAGNOLI F, et al. Effectiveness of interventions that apply new media to improve vaccine uptake and vaccine coverage: a systematic review [J]. Human Vaccines & Immunotherapeutics, 2015, 11(1): 72-82.

④ FERGIE G, HILTON S, HUNT K. Young adults' experiences of seeking online information about diabetes and mental health in the age of social media [J]. Health Expectations, 2016, 19(6): 1324-1335.

生 HPV 疫苗接种意向的最有效渠道。[①] 在韩国，30% 的大学生受访者把社交网络作为 HPV 相关资讯最主要的信息来源，部分原因是与人当面讨论类似话题会感到不自在和尴尬。[②] 那么，辨别社交平台上的疫苗信息真实与否对健康科普教育是否有效至关重要，这样才有可能消除社会公众误解。

新媒体将媒体权力让渡给社会公众，使社会公众参与关于 HPV 疫苗的讨论，而不必依靠如政府部门或公共医疗机构等单一传统来源。[③] 也因此，社交媒体中的 HPV 疫苗信息呈现来源多元化的特点 [④]——新闻媒体、机构账号、自媒体博主或朋友都可以是 HPV 及疫苗的信源，普通用户和健康专家拥有同样的能力，向广泛的接收群体分享亲身经验和观点 [⑤]——主流媒体关于 HPV 疫苗的报道影响社交媒体中相关内

---

① 郭小安，王天翊. 新媒体接触、健康信念与 HPV 疫苗接种意向 [J]. 新闻与传播研究，2020,27(6):58-74+127.

② KIM J. The relationship of health beliefs with information sources and HPV vaccine acceptance among young adults in Korea [J]. International Journal of Environmental Research and Public Health, 2018, 15(4): 673.

③ TOZZI A E, BUONUOMO P S, DEGLI ATTI M L C, et al. Comparison of quality of internet pages on human papillomavirus immunization in Italian and in English [J]. Journal of Adolescent Health, 2010, 46(1): 83-89.

④ FU L Y, ZOOK K, SPOEHR-LABUTTA Z, et al. Search engine ranking, quality, and content of web pages that are critical versus noncritical of human papillomavirus vaccine [J]. Journal of Adolescent Health, 2016, 58(1): 33-39.

⑤ ORTIZ R R, SMITH A, COYNE-BEASLEY T. A systematic literature review to examine the potential for social media to impact HPV vaccine uptake and awareness, knowledge, and attitudes about HPV and HPV vaccination [J]. Human Vaccines & Immunotherapeutics, 2019, 15(7-8): 1465-1475.

容的出现频次和趋势；^① 同时，社会化媒体的影响者对用户的健康认知态度甚至行为带来基于"人与关系"的影响。经验性观察可知，对于博主发布的视频内容，用户评论和转发行为的活跃程度超过其与官方账号的互动程度。

那么，以社会化媒体中的相关内容为分析对象，将呈现多元视角下的 HPV 疫苗信息。本文以国内代表性的社会化媒体平台微博为对象，使用率达到 42.5% 的微博具有私域与公域流量并存的特点，囊括了从普通用户到专业媒体到权威机构的账号内容。

进一步地，随着信息消费习惯转向视频化，HPV 疫苗的新闻报道、科普传播等内容在微博上多以视频方式呈现，使视频成为较为合适的研究样本。对微博中不同来源的视频内容进行分析，可在一定程度上呈现较为立体的传播图景。基于上述分析，本文提出以下研究问题。

RQ1: 社交媒体微博上的 HPV 疫苗相关视频来源有哪些？

RQ2: 不同来源的内容呈现出何种态度基调？

RQ3: 样本视频如何呈现 HPV 病毒健康威胁及疫苗健康信息？

三、研究问题与研究方法

（一）扩展的平行模式框架

由于 HPV 疫苗与预防性传播感染之间的关联，社会公众更希望通

---

① DUNN A G, SURIAN D, LEASK J, et al. Mapping information exposure on social media to explain differences in HPV vaccine coverage in the United States [J]. Vaccine, 2017, 35(37): 5333-5340.

过社交媒体获取精确的并且有帮助的 HPV 疫苗相关信息并参与讨论，[①]
如何利用社交媒体平台提升社会公众对 HPV 疫苗的认知度是现实课题。

理论框架扩展的平行过程模式（EPPM）提出，当面对健康风险
时，个人依据健康信息中包含的可感知的健康威胁（threat）和健康效
能（efficacy）形成认知评价。具体来说，可感知的健康威胁包括严重
性（severity）和易感性（susceptibility）方面的信息；可感知的效能包
括自我效能（self-efficacy）和回应效能（response efficacy），如图 7.2
所示。[②] 当信息内容中涉及健康威胁的严重性和易感性时，人们对健康
威胁的感知程度会加深；当信息包含改善健康威胁的策略时，效能感
得到提升——"健康干预措施是否有效"等信息影响回应效能，"如
何采取改善措施"等信息则提升自我效能。

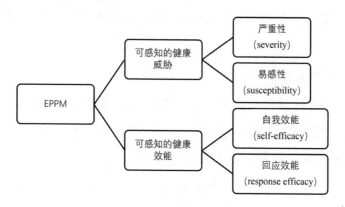

图 7.2 EPPM 理论框架

① MITCHELL K J, YBARRA M L, KORCHMAROS J D, et al. Accessing sexual
health information online: use, motivations and consequences for youth with
different sexual orientations [J]. Health Education Research, 2014, 29(1): 147-
157.
② WITTE K. Predicting risk behaviors: Development and validation of a diagnostic
scale [J]. Journal of Health Communication, 1996, 1(4): 317-342.

根据 EPPM，人们最有可能在接触同时包含威胁和效能的健康信息后改善健康行为。例如，包含 HPV 病毒的传染风险和严重性（如有可能引发宫颈癌）、HPV 疫苗的安全性，以及接种便利和平价等内容的信息更易于提高疫苗的接种率。[①] 相反，如果该信息只强调健康威胁而忽略疫苗的有效性，很有可能引起人们否认 HPV 风险的心理状态，影响后续的信息接触和健康行为。

本研究以 EPPM 模型为理论框架，探讨社交媒体平台中 HPV 疫苗相关视频内容是否关涉有效健康沟通的元素，研究问题包括下以几个。

RQ4：视频内容中是否包含关于 HPV 病毒的感染"威胁"信息？

RQ5：视频内容中是否包含关于 HPV 疫苗干预措施的"效能"信息？

RQ6：不同来源与 EPPM 相关内容呈现是否相关？

RQ7：微博用户如何回应包含健康威胁和效能信息的 HPV 疫苗视频？

（二）研究方法

选取社会化媒体平台微博上的相关视频作为研究对象，进行内容分析。以"HPV""HPV 疫苗""宫颈癌疫苗"等关键词，对微博平台进行视频内容检索，检索时间段为 2016 年 1 月 1 日—2020 年 8 月 31 日，共找到视频 997 条。微博搜索页面每页 20 条，以随机数字 2 开始，每一页选取第 2 个、第 7 个、第 12 个、第 17 个视频作为样本。由于微博中不同账号间的内容复制和转发现象，若所选样本为从其他微博账号转载的内容，则以原来源视频为样本。在人工剔除重复视频后，

---

① KRIEGER J L, KATZ M L, EISENBERG D, et al. Media coverage of cervical cancer and the HPV vaccine: implications for geographic health inequities [J]. Health Expectations, 2013, 16(3): e1-e12.

共获取有效样本 132 个。

本研究将编码类目设定分为两层：一层是视频的描述性信息，另一层是以理论框架为结构的类目建构。

发布时间、视频的访问类数据：转发数、评论数、点赞数等，均按照编码当天的实际数值进行记录。

将发布视频的微博账号按照来源做如下编码分类：政府机构、非营利 / 学术机构（如基金会、大学）、营利机构（如医药公司）、用户生成内容（如博主、自媒体）、新闻机构、医疗机构、其他。① 样本视频的态度基调按照：正面（如支持该疫苗接种）、中立（描述客观现象，不作评论）、负面（如反对该疫苗的使用）、含混不清（同时包含支持和反对的信息）、其他进行编码。

内容主题的编码按照 HPV 疫苗科普、新闻事件、亲身经历分享、对 HPV 疫苗的批评、其他进行分类，如是新闻事件，进一步按照研发重大突破、一般性新闻（如首个疫苗接种）、负面新闻（如问题疫苗）、其他等进行记录。

根据 EPPM 模型对视频内容中包含的健康信息进行类目编码。在类目设定上，从健康信息的"威胁"和"效能"两个维度入手，主要采用是 / 否二分法。针对威胁信息的问题包括：视频内容是否提及 HPV 与宫颈癌之间的关联？是否提及普通人群感染 HPV 的概率？是否提及 HPV 疫苗不能预防全部种类的宫颈癌。效能信息的类目包括：视频内容是否说明 HPV 疫苗的预防有效性？是否涉及注射疫苗有可能带来的副作用

---

① BRIONES R, NAN X, MADDEN K, et al. When vaccines go viral: an analysis of HPV vaccine coverage on YouTube [J]. Health Communication, 2012, 27(5): 478-485.

（身体或心理）？是否介绍该疫苗的正确剂次和分类？

　　两位新闻学专业本科生作为编码员，在不知晓研究问题的前提下，经过培训后，按照类目说明，对样本视频进行编码。编码员首先对20%的随机样本进行试编码，编码员间可靠性在克隆巴赫系数算法下为 a =0.876，单个变量的编码一致性在 0.707（是否涉及身体风险）～ 1（转发数等数据、发布时间、视频账号等）。

四、研究发现：规律、差异与问题

（一）内容来源、话题特点与规律

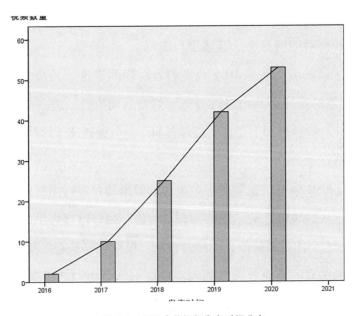

图7.3　HPV 疫苗视频发布时间分布

　　选取时间段内，视频发布的数量随时间递增，由此可见，关于 HPV 疫苗的讨论和关注热度持续上升，同时，越晚近的视频生产者，来源越多样化。一开始从媒体机构对 HPV 疫苗上市的关注，到权威机构或科普机构对于 HPV 疫苗的健康科普传播，再到 2019—2020 年，越来越多的自媒体博主和普通用户选择利用 Vlog 等视频形式分享 HPV 疫苗的亲身接种经历，使 HPV 疫苗的视频内容更加丰富，如图 7.3 所示。

　　从 HPV 疫苗视频的来源上看，自媒体、博主等 UGC 内容来源有 66 个，占比 50%；其次来源为新闻机构的视频 58 个，占比 43.9%。HPV 疫苗视频的新闻机构生产主体以传统报纸及广电媒体的微博账号为主，仅 13.8% 的新闻机构视频来自互联网新闻媒体（如界面 NEWS）。医疗机构、非营利机构作为来源的微博视频数量均少于 5 个（在后续相关性分析中剔除）。新闻媒体、机构账户以及博主等自媒体账号会同时将生产的视频发布在包括微博在内的不同在线传播渠道上，因此，微博上的视频内容分析可在一定程度上代表各类来源的 HPV 疫苗健康传播的内容、特点和规律。

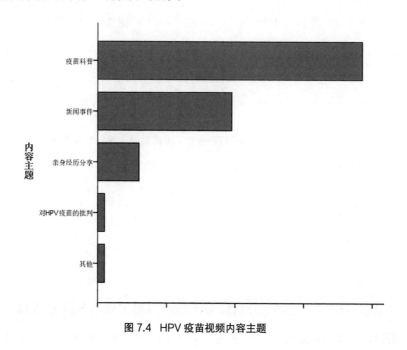

图 7.4　HPV 疫苗视频内容主题

在内容主题上，大部分视频属于 HPV 疫苗的科普宣传，较为符合预防性疫苗传播与促进公共健康的现实目的。关于疫苗新闻事件的资讯短视频为第二大内容主题，占比 26.5%；其中 20% 的新闻事件为关于 HPV 疫苗的负面报道，如香港水货疫苗、博鳌 HPV 假疫苗等事件；大部分新闻内容为"首个国产疫苗上市""首个九价疫苗接种"等一般性新闻报道，如图 7.4 所示。

（二）不同来源 HPV 疫苗视频的内容差异

不同来源的 HPV 疫苗视频是否存在态度上的差异？分析显示，不同来源视频与对 HPV 疫苗的观点立场上并无明显差异 [$x^2(12)$=2.375, p=.882]，以中立描述为主，见表 7.1。这或许是源于，样本视频相对具有科普推广性，而对该疫苗的批评和负面情绪主要通过用户抒发感受的文字形式呈现。另外，不同来源的视频与转发量（M=206, SD=554）、点赞数（M=579, SD=1835）、评论数（M=252, SD=659）无明显相关关系。

表 7.1 HPV 疫苗视频内容来源与态度基调

政府机构		来源					总计
		非营利/学术机构	用户内容	新闻机构	医疗机构		
态度基调	正面	0	1	24	14	0	39
	中立	5	1	41	42	1	90
	负面	0	0	0	1	0	1
	其他	0	0	1	1	0	2
总计		5	2	66	58	1	132

通过一组卡方检验，分析内容来源与内容主题和分类之间的关系。结果显示，内容来源与内容主题 [x^2（8）=49.68, p=.000]、内容来源

与内容分类［x^2（4）=13.61, p=.009］均显著相关。新闻事件来源于新闻机构，科普及亲身经历多来源于自媒体博主等，由此可知，微博用户对 HPV 疫苗科普信息的接触中，会受到来自自媒体博主等较为频繁的影响。那么，这类视频能否准确、客观地传递关键信息是十分重要的。

（三）EPPM 框架下健康信息呈现

HPV 疫苗健康内容呈现是否科学、有效？本文借助 EPPM 框架对视频中 HPV 病毒及疫苗健康信息质量进行分析。

样本视频中有 62.1% 提到如何接种疫苗的流程（包括诊所信息、预约信息等）；53% 的视频强调了 HPV 疫苗的正确接种剂次；另有 57.6% 的视频涉及不同类型疫苗的区别。微博用户在接触关于 HPV 疫苗健康信息后增加了疫苗认知，并有可能在获取接种步骤、方法等策略性信息后提升自我效能。另外，有 40.2% 的视频提到接种该疫苗的价格成本，这类信息将在一定程度上影响个体是否会根据自身情况进行接种。

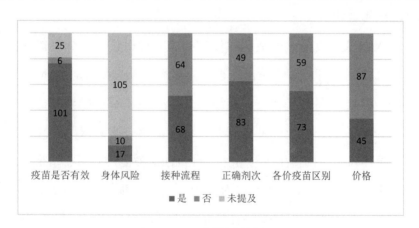

图 7.5　HPV 疫苗健康信息呈现

1. 健康"威胁"信息和"效能"信息呈现

进一步地，按照视频内容中可感知的威胁和可感知的效能对类目进行分析。

在健康威胁的维度上，绝大部分视频（93.9%）内容提及 HPV 病毒与宫颈癌之间的关联，另有 63.6% 的视频中提到普通人感染 HPV 病毒具有较高概率，如图 7.6 所示。这类信息通过感染人群比例、宫颈癌罹患率／死亡率等具体数据支持。

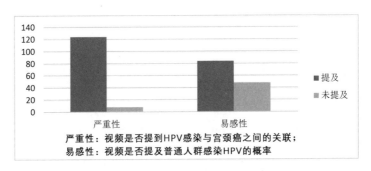

严重性：视频是否提到 HPV 感染与宫颈癌之间的关联；
易感性：视频是否提及普通人群感染 HPV 的概率

图 7.6 样本视频的 EPPM——健康"威胁"信息

对于效能信息的分析，我们将相关类目分列为关涉回应效能和自我效能的视频内容。

当人们认为改善健康威胁的推荐措施有效时，其对健康信息的回应效能会得到提升，那么疫苗是否有效可衡量社会公众对 HPV 威胁改善的回应效能；同时接种疫苗如果带来副作用，有可能导致社会公众对健康信息的回应效能降低。据此，将"疫苗是否有效"及"接种是否带来身体风险（副作用）"等作为分析回应效能的类目。结果显示，72.4% 的样本视频认为该疫苗是有效的，这与大部分内容主题属于科普宣传有关；多数视频未提及接种疫苗是否会产生副作用，仅有 24% 的视频涉及 HPV 疫苗接种者有可能承担身体风险（副作用）。

在自我效能方面，接种预约信息、正确接种剂次等概括为接种步骤用以指向影响自我效能的"如何采取改善措施"方面的内容；同时价格因素有可能降低社会公众信息接触后的自我效能，如图 7.7 所示。分析显示，样本视频中自我效能的信息涉及不多，其中同时提供"如何接种等预约信息"及"正确接种剂次"的疫苗接种步骤内容的视频占比为 45.6%；另外，34% 的样本视频提到接种价格，包含国产疫苗和进口疫苗的接种价格等信息。

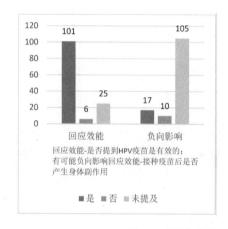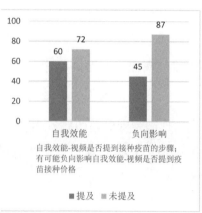

图 7.7　样本视频的 EPPM-"效能"信息

综合上述分析，本文选取的 2016—2020 年的样本数据，普遍存在对于效能信息关注不足的问题。在提供 HPV 疫苗是有效的基本信息之外，HPV 疫苗的健康传播也应关注个人如何接种及接种后的反应，这类"效能"信息对用户的后续信息接触和行为转变起到必要作用。

2. 不同来源视频中的健康"威胁"/"效能"信息

如前文所述，样本视频来源主要包括新闻机构、自媒体 / 博主以及少量政府机构。不同来源的视频内容在相关信息的呈现上存在显著差异。一组卡方检验（α=0.05）可知，EPPM 的威胁性维度上，"是否提到 HPV 感染与宫颈癌的关联"与视频来源［$x^2(2)=6.26, p=.044$］、"是否描述个人感染 HPV 病毒的概率"与视频来源［$x^2(2)=17.49, p=.000$］

均显著相关。相比于新闻机构（43.1%），自媒体/博主等用户生产的 HPV 疫苗视频内容中对 HPV 病毒的高感染率等易感性信息的呈现占比达到 78.8%。EPPM 的效能维度上，不同视频来源在"是否提到 HPV 疫苗是有效的"等回应效能内容上存在显著差异［$x^2(4)=15.79$, $p=.003$］。

那么，不同来源的视频是否在威胁信息和效能信息的呈现多寡上存在区别？本文根据不同类目编码结果，将视频中的威胁信息和效能信息的呈现程度按照高－中－低进行分类，其中，同时包含严重性和易感性内容的视频视为"威胁"的高度呈现，只关涉严重性和易感性其中一项的为中度，两者皆未涉及则为低度，"效能"指标统计同理。结果显示，威胁信息和效能信息的呈现均受到视频来源的显著影响，见表 7.2。

表 7.2 视频威胁信息和效能信息统计（按视频来源）

		x^2	视频来源					
			政府机构		用户内容		新闻机构	
威胁信息（Threat）	高	19.54**	4	80%	51	77.3%	25	43.1%
	中		1	20%	15	22.7%	26	44.8%
	低						7	12.1%
效能信息（Efficacy）	高	16.53**	1	20%	32	48.5%	17	29.3%
	中		4	80%	28	42.4%	21	36.2%
	低				6	9.1%	20	34.5%

注：**p<.001

3. 健康"威胁"/"效能"信息与用户接触行为

HPV 疫苗视频中威胁信息和效能信息呈现与微博用户转发、评论等行为之间是否存在关联？方差检验得出（α=0.05），威胁信息的呈现与用户转发、点赞等行为之间没有显著相关性，而评论数［$F(2,$ 126)=3.531, p=.032］、点 赞 数［$F(2, 126)$=5.120, p=.0072］和转 发 数 ［$F(2, 126)$=3.209, p=.044］等在效能信息的呈现程度上存在明显差异；LSD事后检验发现，视频内容中包含高效能信息的视频点赞数（M=1234, SD=397）与未包含效能信息的视频点赞数（M=176, SD=96）之间存在明显差异（p=.016）。由此可见，当视频包含如何接种以及确认该疫苗的有效性等关键效能信息时，其更容易获得微博用户的认可和分享。

结合上述研究数据，样本视频关于HPV与宫颈癌的关系、HPV病毒的感染率等健康威胁信息，以及HPV疫苗有效性等健康效能信息的呈现较为普遍，为微博用户了解HPV及疫苗提供了一些帮助，有助于用户感知HPV的威胁及增加对疫苗信息传播的回应效能。然而，关于如何接种、接种疫苗前和接种后的细节信息的呈现相对偏少。在女性具有较高的接种意愿的前提下，社会化媒体应该通过对该疫苗的科学传播提升用户健康信息接触的全面性，进而促成健康干预目标的实现。

另外，值得注意的是，部分视频（26.5%）提到HPV疫苗同样适用于男性，这在一定程度上有可能扩大HPV疫苗作为健康干预手段的影响范围。

五、结论与讨论：公众需要怎样的健康科普？

本章以社会化媒体微博中HPV疫苗相关视频为研究对象，对样本进行内容分析后发现，大部分视频属于关于HPV疫苗的科普传播，另有部分内容是关于该疫苗议题的新闻事件。目前，国内社交媒体用户对HPV疫苗的认知度偏低，但普遍具有较强的接种意愿，那么，HPV疫苗的健康信息传播和健康风险沟通等是必要的。

微博视频中，拥有较大影响力的新闻媒体、自媒体博主等虽不同程度关涉 HPV 疫苗的准确信息，但关于接种疫苗的步骤等关注个体的具体信息呈现度较低。对于全面的 HPV 疫苗健康传播尚有待加强。关于 HPV 疫苗议题的健康传播需要考虑两个向度：一是提高社会公众对该名词的熟悉程度；二是增长社会公众对于 HPV 感染潜在后果的深层次的知识，由此针对这一性传播病毒的疫苗科普和干预性健康促进手段，才有可能产生积极影响。

社交媒体结合大众传播特质和人际传播影响力，用户关注的媒体账号、自媒体账号等在健康信息的接触和传播上均拥有较强的作用性，只有准确的、风险与益处平衡的信息，才能使社会化媒体对社会公众的健康决策起积极的助推作用。① 对 HPV 疫苗的基本认识，如 HPV 疫苗的作用、效果、副作用、接种对象、接种时间、接种方法等知识的了解与掌握是影响 HPV 疫苗的接受度的基础和前提。知识准确性进而影响社会公众对 HPV 疫苗的信念和意愿，错误的知识会导致社会公众对 HPV 疫苗的效果和必要性产生怀疑和担忧，从而影响 HPV 疫苗的接受度。因此，提高社会公众对 HPV 疫苗的知识水平，是提高 HPV 疫苗的接受度的关键步骤。HPV 健康风险的科普与传播中应涉及：HPV 病毒通过性传播；HPV 是最常见的性传播感染病毒；大部分女性感染 HPV 后不会发展为宫颈癌；HPV 感染是短暂的且通常能够自愈；当女性检测出感染高危 HPV 病毒，大多数情况不会演变为宫颈癌；筛查

---

① KELLY B J, LEADER A E, MITTERMAIER D J, et al. The HPV vaccine and the media: how has the topic been covered and what are the effects on knowledge about the virus and cervical cancer? [J]. Patient Education & Counseling, 2009, 77(2): 308-313.

HPV 的方法是抹片检查等细节化的信息。[①] 除 HPV 病毒带来的健康威胁外，准确的关乎个体接种的效能信息的呈现同样重要，毕竟全面、有效的 HPV 疫苗信息是真正意义上带来健康行为的转变的前提。

HPV 疫苗的接受度涉及社会公众对 HPV 疫苗的态度和行为，包括对 HPV 疫苗的知识、信念、意愿、决策和实际接种等方面。HPV 疫苗的接受度是影响 HPV 疫苗的推广和普及的关键因素，也是评价 HPV 疫苗的效果和影响的重要指标。提高 HPV 疫苗的接受度，有利于提高 HPV 疫苗的覆盖率和接种率，从而降低 HPV 感染和宫颈癌的发病率和死亡率，改善社会公众的健康状况和提高生活质量。

提升 HPV 疫苗的认知是提高 HPV 疫苗的接受度的重要途径，也是媒介在 HPV 疫苗的传播中的主要职能。媒介作为信息的传播者和解释者，通过不同的话语和形式，向社会公众传递了关于 HPV 疫苗的各种信息，如 HPV 疫苗的安全性、有效性、必要性、可获得性等，从而影响和改变了社会公众对 HPV 疫苗的认知和评价。

但须知，无论是传统媒体报道还是社会化媒体的信息接触，都不是提升 HPV 疫苗认知的唯一因素。媒体接触之外，HPV 疫苗的接受度受到知识、态度以及是否信任医疗服务提供方等多种因素的影响，提升社会公众对相关科研机构的信任度对增强疫苗信心和提高接种率来说，也是至关重要的。[②]

---

① MONK B J, WILEY D J. Human papillomavirus infections: truth or consequences [J]. Cancer, 2004, 100(2): 225-227.

② MITON H, MERCIER H. Cognitive obstacles to pro-vaccination beliefs [J]. Trends in Cognitive Sciences, 2015, 19(11): 633-636.

第八章
互联网诊疗与线上互动沟通

2018 年国务院办公厅印发《促进"互联网 + 医疗健康"发展的意见》，提出健全"互联网 + 医疗健康"服务体系，鼓励医疗机构等利用应用互联网等信息技术拓展医疗服务空间和内容。互联网医疗成为热门民生议题，特别是人工智能和 5G 通信技术的普及应用赋能线上医疗服务，其规模正在迅速扩展。随着线上医疗服务流量的增加，对于"互联网 + 医疗健康"的规范化发展成为必需，如何令传统线下医疗与健康服务实现线上化，如何在互联网平台结构中帮助用户（患者）获得准确、有效的健康信息具有重要的现实意义。

健康 2.0（Health 2.0）的背景下，传统的医疗问诊和健康信息沟通等流程发生结构性的变化，社会化技术促使患者、看护人员、医疗工作者以及其他相关人员在健康领域合作，[1] 医疗提供者可依托互联网平台进行沟通和诊疗，在线医疗社区中的用户可自发地聚集在一起，分

---

① SARASOHN-KAHN J. The wisdom of patients: health care meets online social media [R]. Oakland: California HealthCare Foundation, 2008.

享经验，讨论问题，获取信息支持和情感支持，寻求自我健康帮助。[①]
通过计算机中介的沟通，健康传播过程中的人际语境、媒介语境以及
文化语境[②]均发生变化——网络用户健康行为的动机或目标可以是多元
的；声音、举止神态、人际距离等非语言社交线索的缺失，[③]使其所对
应的沟通功能难以实现。相对地，互联网平台所搭建的医疗健康沟通
场景呈现出独有的规律，以互联网平台为中介的医患交流要放置在流
量化、数据化、商品化的平台逻辑下予以考量，在中国语境下考查互
联网健康平台的运作及传播规范成为亟须关注的理论课题。

一、互联网医疗的发展现状

随着互联网的普及，我国网民规模不断扩大，在不断增长的市场
需求与诸多政策的支持下，"互联网 + 医疗"模式迅速发展。如今，
越来越多的人借助网络搜索健康信息，在互联网医疗平台上寻医问诊。
特别是当患者线下就医受阻时，互联网医疗平台的应用为患者获取医
疗信息提供了更为便捷的环境，同时对医患沟通的模式也带来了巨大
的改变。

---

① EYSENBACH G, POWELL J, ENGLESAKIS M, et al. Health related virtual communities and electronic support groups: systematic review of the effects of online peer to peer interactions [J]. BMJ: British Medical Journal, 2004, 328(7449): 1166-1170.

② STREET R L. Communication in medical encounters: an ecological perspective [M] // THOMPSON T L, DORSEY A M, MILLER K I, PARROTT R (Eds.). Handbook of health communication. Mahwah, NJ: Lawrence Erlbaum Associates, 2003: 63-93.

③ WALTHER J B, PARKS M R. Cues filtered out, cues filtered in: computer-mediated communication and relationships [M] // Handbook of interpersonal communication, 3. 529-563.

（一）"互联网 + 医疗"发展历程

"互联网 + 医疗"最早被称为"远程医疗"。20 世纪 70 年代，世界卫生组织将远程医疗定义为"在远距离的情况下，医务人员利用信息和通信技术进行诊断交流、治疗及预防疾病、研究与评估以及对医务人员进行继续教育的医疗服务，进而促进个人及公众的健康。"[①] 随着互联网技术的发展和医疗技术的进步，"互联网 + 医疗"的实现形式变得更加多样化，根据服务对象和服务方式的不同，可分为远程医疗、互联网医疗平台、互联网医院等类型。[②]2015 年后，我国"互联网 + 医疗"在国家政策的支持和互联网普及的背景下进入蓬勃发展的时期。

自 2015 年"互联网 +"这一概念在政府报告中提出后，国家在各行各业都大力支持"互联网 +"的发展。在医疗卫生行业颁布多项政策，例如 2018 年国务院办公厅引发《关于促进"互联网 + 医疗健康"发展的意见》，提出健全"互联网 + 医疗健康"服务体系，鼓励医疗机构等利用应用互联网等信息技术拓展医疗服务空间和内容。[③] 2020 年《关于深入推进"互联网 + 医疗健康""五个一"服务行动的通知》提出，医疗机构要在改善线下服务的同时，还要充分利用互联网、大数据等信息技术，拓展服务空间和内容，积极为患者提供便捷高效的在线服务。

随着 5G 时代的到来，互联网医疗平台的用户剧增。例如，互联网

---

① 关欣，刘兰茹，朱虹，等.美国远程医疗对我国创新实践的启示 [J].中国卫生事业管理，2019,36(8):565-568.

② 张瑞利，王刚."互联网"医疗服务供给：模式比较及优化路径 [J].卫生经济研究，2022,39(3):32-37.

③ 国务院办公厅.关于促进"互联网 + 医疗健康"发展的意见 [A/OL]. (2018-04-28)[2024-10-16]. http://www.gov.cn/zhengce/content/2018-04/28/content_5286645.htm.

服务平台的诊疗咨询量在 2020 年的增长量是 2019 年同期的 20 多倍，电子处方量增长近 10 倍。[1] 人口等因素促进了人群对医疗内容需求的增加，随着互联网医疗平台用户流量的增长，对于"互联网+医疗健康"的规范化发展成为必需，研究如何将传统的线下医疗与健康服务实现线上化发展，如何在互联网平台中帮助患者获得准确、有效的健康信息具有重要的现实意义。

（二）互联网医疗平台

互联网医疗是以互联网为载体，以信息技术为手段，与传统医疗健康服务深度融合而形成的一种新型医疗健康服务业态的总称，其提供的主要功能包括医疗内容、在线诊疗、在线购药、疾病管理等。[2] 互联网医疗平台是互联网医疗企业搭建的一个虚拟性医疗健康服务空间，在医生和患者之间起到连接的作用，为健康信息沟通提供线上渠道，实现线上挂号、问诊等医疗服务。因此，互联网医疗平台涉及三方对象，分别是以医生为代表的医疗信息传播者、以患者或家属身份寻求治疗的用户，以及第三方服务提供商。

在健康信息沟通的环节中，互联网医疗平台由第三方服务商建立，是医生和患者沟通的桥梁，通过提供各种医疗健康服务完成医生和患者信息的交流。随着国家政策和医院对互联网医疗的不断关注和深入，我国互联网医疗平台逐渐向融合化、智能化发展。

根据服务功能的不同，可将我国互联网医疗平台大致分为互联网医疗内容传播平台、在线诊疗平台、医药电商平台和健康/疾病管理平

---

① 若愚.为了互联网诊疗健康发展 [N].经济日报，2020-8-23（7）.

② 孟群，尹新，梁宸.中国互联网医疗的发展现状与思考 [J].中国卫生信息管理杂志.2016, 13(4)，356-373.

台，见表 8.1。例如，丁香医生、快速问医生、39 健康网等主要为健康医疗科普传播，向社会公众普及健康医疗信息；好大夫在线、微医、平安好健康则与线下医院的医生合作，为患者提供在线诊疗服务；京东健康、医鹿属于医药电商平台，提供送药上门、中药代煎服务；未来医生、妙手医生和智云健康是提供慢病管理、用药建议的平台。目前，我国所有的医疗平台都是在提供在线问诊的基础上，根据平台的定位提供个性化医疗健康服务。

　　本章研究内容围绕线上医疗平台中健康信息沟通模式展开，因此研究对象选择了在线诊疗平台中成立时间最早且用户规模最大的好大夫在线平台。好大夫在线成立于 2006 年，是中国领先的互联网医疗平台，平台上的医院大部分为三级甲等医院，"好大夫在线"官网的显示，截至 2022 年 6 月，好大夫在线收录全国 10096 家正规医院 890326 位大夫。由于好大夫在线成立时间长，运营成熟，医生活跃度高，作为研究对象具有合理性和现实意义。

表 8.1　我国互联网医疗平台

平台功能	平台代表
医疗内容传播	丁香医生、快速问医生、寻医问药、39 健康网、名医在线
在线诊疗	好大夫在线、微医、平安健康、春雨医生
医药电商	京东健康、医鹿、1 药网
健康 / 疾病管理	未来医生、妙手医生、医联、智云健康

二、互联网医疗研究现状

　　在线医疗健康领域的研究主题可归纳为互联网健康信息行为研究、社交媒体健康研究、在线医疗社区研究、电子健康记录研究、健康隐私信任研。① 其中，互联网平台用户的健康信息行为、在线医患沟通与交流、在线医疗社区等是健康传播的研究热点。

（一）相关理论模式探讨

网络化健康医疗逐渐从传统的以医生为中心向以患者/用户为中心转变。互联网平台充当连接者，为线上健康沟通过程提供空间。那么，线上的健康传播过程借由平台中介展开，展现出与直接沟通不同的规律和模式。网络平台为用户提供健康信息支持、情感支持并有可能带来健康行为的改变；而用户则为平台提供内容数据、行为数据等，支撑网络平台的商业化逻辑运转。多元主体的参与让使用健康平台的用户突破"患者"的狭窄界定，健康信息沟通（传播）扩展为用户与平台基于医疗健康信息的沟通互动。在线健康传播过程是医疗沟通从传统的医生"家长式"主导向以患者为中心的信息获取、咨询、共享和互助转变的体现，网络平台和用户的健康信息行为是这一转变的关键因素。

1. 平台机制

简·梵·迪克（van Dijk）等学者（2018）在《平台化社会》一书中提出，社会结构因互联网的平台化思维开始转变。信息传播中，网络平台以用户驱动和算法驱动替代以往的专家式筛选，凸显出平台化的运行机制：数据化、选择性、商品化，用户的行为和内容标准数据化后成为平台选择算法的依据，用户数据及其转化所带来的收益构成在线平台的赢利逻辑，涉足医疗健康领域的平台同样如此。

---

① 吴江，刘冠君，胡仙.在线医疗健康研究的系统综述：研究热点、主题演化和研究方法[J].
数据分析与知识发现，2019,3(4):2-12.

2. 社会认知理论

人类行为是由个人因素（如知识、期待）、环境因素（如社会规范）、行为因素（如自我效能、技能）共同影响的动态互动过程。在线健康沟通是相对新生的产物。用户是否采用线上咨询的方式，是否信任在线健康信息并指导行为等，将受到个人因素和环境因素的影响。

3. 互动健康传播三阶段模型（3-stage model）

该理论模型提出，利用新媒介技术的互动健康沟通经历三个阶段，各阶段中不同的影响因素决定最终的健康效果——当人们具备技术应用条件和接受态度（阶段一）时，用户选择使用媒介平台（阶段二）展开健康沟通；当健康信息行为带来动机、知识或技能等方面的提升，这一传播过程走向第三阶段，即后续的健康促进。[①] 当用户有能力、有条件通过线上平台寻求健康医疗信息时，其获取、咨询、共享健康内容的过程有可能带来积极的健康促进成果。

4. 健康信息沟通间接模型（pathway model)

大多数情况下，健康信息沟通间接影响健康后果（outcomes），健康信息沟通产生的患者满意度、自我情绪管理、医患共识、社会支持等中介因素间接促成健康效果。[②] 以网络平台为中介的用户在线健康信息行为将拓宽医患沟通中间连接路径，对后续健康成效产生间接影响。

---

① STREET R L. Communication in medical encounters: an ecological perspective [M] // THOMPSON T L, DORSEY A M, MILLER K I, PARROTT R (Eds.). Handbook of health communication. Mahwah, NJ: Lawrence Erlbaum Associates, 2003: 63-93.

② STREET R L, MAKOUL G, ARORA N K, et al. How does communication heal? pathways linking clinician-patient communication to health outcomes [J]. Patient Education and Counseling, 2009, 74(3): 295-301.

（二）互联网平台中的健康信息获取

用户使用网络平台的中介进行的医疗健康信息活动构成了在线健康传播过程。在这一过程中，健康信息沟通逐渐从传统的医生"家长式"主导向以患者为中心的信息获取、咨询、共享和互助转变。

互联网健康信息行为最直接的应用是寻找在线诊疗方案，特别是对医疗费用负累过重的患者来说，如此远程健康服务模式或许能够实现可负担且及时的健康服务。[①] 与线下诊疗不同，在线健康信息行为要求用户 / 患者具有主动性——主动搜寻健康信息，或在平台上根据医生资质口碑选择医生，并付费预约医生的问诊服务，[②] 患者成为健康沟通过程中的主动方，传统的医患传播模式发生转变。

有学者发现，社会化媒体平台在自我护理（self-care）等信息搜寻和健康决策方面起到支持作用，[③] 这表明网民的健康信息渠道不局限于专门医疗平台，而是对于泛互联网平台中健康信息的信任度较高。不少研究表明，人们对线上信息的信任是人们采取后续行动的主要影响因素之一，[④] 这样的线上健康信息行为有可能带来积极结果，如提高自

---

① JIANG S. Talk to your doctors online: an internet-based intervention in China [J]. Health Communication, 2019, 36(4): 405-411.

② 周懿瑾，周智盈，佘涌波. 在线医疗口碑的再传播：关系强度、疾病严重性与性别的影响 [J]. 国际新闻界, 2019,41(7):59-74.

③ METZGER M J, FLANAGIN A J. Using web 2.0 technologies to enhance evidence-based medical information [J]. Journal of Health Communication, 2011, 16: 45-58.

④ HOU J R, SHIM M. The role of provider-patient communication and trust in online sources in internet use for health-related activities [J]. Journal of Health Communication, 2010, 15: 186-199.

我管理能力、与医生展开更深入的沟通等。[①]

　　然而，互联网医疗健康并未局限于主动信息获取，而是在患者主动参与的过程中，建立起新型的健康信息沟通关系。在网络个体化趋势的影响下，患者很难相信线下社群中单一的"医生权威"，[②]当患者无法从传统的医疗服务中获得足够信息时，他们会因不安感而转移到线上，进一步搜索和分享，以评估甚至挑战原有的结论。[③]

（三）在线健康信息交流模式与沟通变化

　　线上健康信息交流也是一个健康沟通过程，[④]这个过程可能让人们重新寻思自身对健康的参与程度，进而改变自身的健康行为。

1. 沟通权力关系转变

　　医疗资源不均衡可能导致线下医生超高的工作负荷量和有限的面对面沟通，相比线下就医场景中的紧张和仓促，在线医患交流过程赋予了患者更从容的时间和更多的机会来表达自身的信息需求和情感需求，[⑤]在这种主体性需求下，互联网在一定时期内削减医生的权威是可

① MURERO M, RICE R E. E-health research [M] // MURERO M, RICE R E. The Internet and health care: theory, research and practice. Mahwah, NJ: Lawrence Erlbaum Associates, 2006: 3-26.

② 苏春艳，吴玥. "网络化病人"：互联网对患病行为的影响研究 [J]. 国际新闻界,2019,41(7):41-58.

③ FOX S, DUGGAN M, RAINIE L, et al. The diagnosis difference [R]. Pew Internet & American Life Project, 2013.

④ 曹博林，王一帆.沟通弥合与患者感知：基于链式中介模型的线上医患交流效果研究 [J].现代传播（中国传媒大学学报),2020,42(8):54-63.

⑤ YANG H, GUO X, WU T. Exploring the influence of the online physician service delivery process on patient satisfaction [J]. Decision Support Systems, 2015, 78.

以预见的事情。① 由此医患双方在传播过程中的关系位置发生置换，医患双方的行为倾向、人际感知和对彼此之间关系的看法均被重塑。② 那么，线上的医患交流就是用户通过平台与健康服务者共同参与的健康沟通过程，双方的角色功能发生转变，医生可能由线下问诊中权威的"家长"转向服务提供者，而患者则成为与医生在权力关系上更为平等的消费者，③ 商业化医疗平台的服务模式将患医角色置于商品化关系中。

2. 消费式医患交流模式

在线医疗健康沟通（online patient-provider communication）在提供更多机会④ 的同时，也催生出新型的医患交流模式。国内学者指出，线上医疗咨询平台为监管医生行为所构建的患者评价机制进一步强化了医患之间的消费式关系，⑤ 用户追求医疗服务质量，医生也可能出于口碑改善沟通方式。消费式医患交流模式（the consumerist model）中，⑥

① 郑满宁. 缺位与重构：新媒体在健康传播中的作用机制研究——以北京、合肥两地的居民健康素养调查为例 [J]. 新闻记者 ,2014(9):78-84.
② 曹博林. 互联网医疗：线上医患交流模式、效果及影响机制 [J]. 深圳大学学报（人文社会科学版）, 2021 (1):119-130.
③ CHEN Y J. E-health: transforming the physician/patient relationship [J]. International Journal of Medical Informatics, 2001, 61(1): 1–10.
④ ROSS S E, MOORE L A, EARNEST M A, et al. Providing a web-based online medical record with electronic communication capabilities to patients with congestive heart failure: randomized trial [J]. Journal of Medical Internet Research, 2004, 6(2): e12.
⑤ 施立. 在线医疗社区激励机制对医生交流情感影响研究 [D]. 武汉：武汉大学 ,2018.
⑥ ROTER D L, STEWART M, PUTNAM S M, et al. Communication patterns of primary care physicians [J]. JAMA: The Journal of the American Medical Association, 1997, 277(4): 350–356.

海量医疗信息赋权网络用户,其主体性的提升[①]叠加医疗平台的商业属性,使医患之间的权力与角色关系被重新定义。[②]那么,以包括医疗平台、社交媒体在内的互联网平台为中介的医患交流,需要考虑更多的中介影响元素,在线平台所搭建的新型沟通环境应成为"互联网+医疗健康"规范发展中的必要规制环节。

3. 在线健康社区与社会支持

网络空间中医疗健康用户的主动权进一步扩展。许多以疾病或健康事务为核心的在线社群通过互联网平台建立起来,这些在线医疗健康社区(Online Health Community,OHC)能够将病人或医生聚集在一起,[③]医疗专家、病人及家属、护理者和其他支持者分享信息并寻求支持。[④]有学者认为,在线医疗健康社区的主要功能是提供医疗健康信息和提供社会支持,其中社会支持包括信息支持、情感支持和陪伴。[⑤]

患在线医疗社区是中研究重点。病友或具有相同健康生活经历的

[①] CLINE R. At the intersection of micro and macro: opportunities and challenges for physician‑patient communication research [J]. Patient Education and Counseling, 2003, 50(1): 13-16.

[②] 曹博林.互联网医疗:线上医患交流模式、效果及影响机制 [J]. 深圳大学学报(人文社会科学版), 2021 (1):119-130.

[③] VAN DER EIJK M, FABER M J, AARTS J W M, et al. Using online health communities to deliver patient-centered care to people with chronic conditions [J]. Journal of Medical Internet Research, 2013, 15(6): e115.

[④] Young C. Community management that works: how to build and sustain a thriving online health community [J]. Journal of Medical Internet Research, 2013, 15(6): e119.

[⑤] Nambisan P. Information seeking and social support in online health communities: impact on patients' perceived empathy [J]. Journal of the American Medical Informatics Association, 2011, 18(3): 298-304.

用户聚集于虚拟社群，这些社群依托社会化媒体实现聚合，社群中一小部分活跃用户推动话题的讨论和传播，[①] 逐渐形成"固定的、有规律的、情绪性的投入"以及对特定话题熟悉的社会群体。[②]

在线医疗社群可对用户后续健康促进起到积极作用。部分实证研究证明，这些社群是宝贵的信息来源——社群用户通过交换和分享信息及个人经历达到互助效果，包括疾病症状、诊疗、出访、副作用等内容以及关于医生、经济帮助、日常生活注意事项等。[③]同样有研究表明，在线医疗社群为患者提供情感支持，[④] 并逐渐在社群互动中培养起成员间的亲密性和信任感，获得身份认同。国内学者对癫痫病症 QQ 群进行参与式观察，发现成员的主观参与度对于其在社区内感到社会支持有显著影响。[⑤] 患者通过 QQ 群、微博群组、微信群等连接点构成的网络空间完成群体聚合，通过互联网搜索和分享而获得疾病认同的网络化病人身份。[⑥]

---

① LEBESCO K. Book review: online social support: the interplay of social networks and computer-mediated communication [J]. Journal of Language and Social Psychology, 2008, 27(3): 312-314.

② SUDAU F, FRIEDE T, GRABOWSKI J, et al. Sources of information and behavioral patterns in online health forums:observational Study [J]. Journal of Medical Internet Research, 2014, 16(1): e10.

③ ZHENG X, RODRÍGUEZ-MONROY C. The development of intelligent healthcare in China [J]. Telemedicine and e-Health, 2015, 21: 443-448.

④ SETOYAMA Y, YAMAZAKI Y, NAMAYAMA K. Benefits of peer support in online Japanese breast cancer communities: differences between lurkers and posters [J]. Journal of Medical Internet Research, 2011, 13(4).

⑤ 潘曙雅, 邱月玲. 移动端网络健康互助群组的参与度对成员感知社会支持和抑郁程度的影响研究——以癫痫病症 QQ 群为例 [J]. 国际新闻界, 2019,41(2):62-74.

⑥ 苏春艳, 吴玥. "网络化病人": 互联网对患病行为的影响研究 [J]. 国际新闻界, 2019,41(7):41-58.

　　除信息支持和社会支持外，在线医疗社区可成为线下医疗行为的有效补充。对医院科室的微信患者群进行的问卷调查发现，用户使用医院微信公众号的首要原因是挂号及缴费，[①] 提高就医效率。

　　互联网健康医疗快速成长的同时，在线医疗的问题开始凸显。研究发现，出于对误诊、医患冲突、安全性及因私等多方面的忧虑，医生有可能不会通过网络回应患者，或担忧额外工作量无法取得相应报酬等原因缺席在线诊疗。[②] 另外，传播权力的扁平化带来多元主体网络用户。除执业医生 / 医师和患者，还出现诸多主体，如搜索引擎、网络红人、医药广告商、"健康专家"、其他病友等，疾病和健康世界中的影响因素更加复杂多样，[③] 提高了健康信息的可信性和科学性把控难度，为互联网健康医疗的规范发展带来挑战。

三、线上诊疗增强网络用户自主性

（一）平台化思维提升用户话语权

　　在传统的医疗服务市场中，医生与患者之间存在高度的信息不对称现象。医生是医疗信息的拥有者，可患者掌握的医疗信息却十分匮乏，缺乏专业的医学知识。在医疗信息的掌握上，医生处于优势地位，患者处于劣势，这种天然的信息不对称现象的存在导致了医患关系中

---

① 赵昕，王海英.医院官方微信公众号使用行为与医生形象研究 [J].传媒论坛,2020, 3(22):8-10.

② BAI C. E-health in China [M] // THUEMMLER C, BAI C (Eds.). Health 4.0: how virtualization and big data are revolutionizing healthcare. Cham, Switzerland: Springer International Publishing, 2017: 155-185.

③ 苏春艳，吴玥."网络化病人"：互联网对患病行为的影响研究 [J].国际新闻界,2019,41(7): 41-58.

话语权的不平等,严重影响和谐的医患关系的建立,甚至引发医患冲突。并且在传统的线下医患沟通中,医患之间单纯依靠纸笔和口头解释,处于从属地位的患者难以主动理解医生所解释的内容,甚至造成误解。并且由于沟通过程不可重溯,医患双方对沟通内容存在争议时,就容易引发医患矛盾,加剧医患关系的恶化。

互联网时代的到来为医患关系的和谐发展提供了新的契机,互联网医疗平台的出现,不仅为患者获取医疗信息提供了便捷的渠道,也为医生带来更多与患者对话的机会,患者不再只是被动地接受医生的诊疗建议,医生也要在问诊结束后接受患者的评价。患者评价机制使患者能够通过在线评价反映对医患沟通过程的满意度,以及医生的言行和沟通方式起到一定的约束作用。在这种评价机制下,患者的话语权大大提高,能更加积极主动地参与医患沟通过程。

在不同的线上医疗服务中,医生和患者之间也呈现出不同的沟通模式。学者曹博林在医患沟通模式研究的基础上,将线上医患沟通按照家长式、消费式、咨询式和协商式四种类型划分,且四种类型在医生沟通风格、患者参与程度和医患角色等方面呈现出显著差异。[①] 在家长式交流模式中,医生围绕疾病开展讨论,给患者提出治疗建议,患者的参与度很低。在消费式交流中,患者的角色是医疗信息的寻求者,会围绕疾病对医生展开提问,医生则需要对患者的问题做出回应并及时提出治疗建议,从权力结构的角度来看,这种沟通模式中医患关系的位置更加平等。咨询式交流模式以患者为中心,强调医学人文主义,

---

① 曹博林 . 互联网医疗:线上医患交流模式、效果及影响机制 [J]. 深圳大学学报 (人文社会科学版),2021,38(1):119-130.

重视医患沟通与医患关系。协商式交流模式则是一种趋于理想化的医患平等交流状态，以患者为中心，且患者参与度较高。

（二）"好大夫在线"的平台沟通模式

本部分将从平台和用户两个层面进行研究，分别探讨网络平台的运行机制、功能设计、内容质量、互动模式等，以及用户的健康信息需求、获取、咨询、共享、评价等行为，以期揭示在线医疗健康生态的构建规律和特征，为提高在线健康传播的效率和质量提供理论和实践的参考。

在好大夫在线平台上，在线问诊有电话问诊、一问一答和图文问诊三种服务方式，患者可以根据自身问诊需求选择问诊方式。

电话问诊是和医生本人进行一对一的电话沟通，医生会在接诊后通过平台联系患者，进行实时语音沟通，这种问诊模式要求患者准备好病例资料和问题，适用于病情相对着急的患者。第二种是一问一答，没有问诊过程，医生会对患者的提问做出回答，适用于病情简单的小病。第三种是图文问诊，医患之间通过文字、语音和图片在平台上进行线上交流，沟通不限次数，在问诊时间结束或医生给出问诊建议后结束，适用于病情相对稳定但复杂的情况。三种在线问诊方式适用于不同的疾病情境，都需要患者在选择好合适的医生后，提交自己的身份信息与病情资料，缴费后等待医生接诊。医生有接诊和拒接的权利。未使用的问诊，平台会自动退费；若问诊后不满意，患者也可以向平台提出申诉。

与传统的医患沟通模式不同，在线上医疗平台上，医生有接诊和拒绝接诊的权利，患者也有选择医生、评价医生和投诉医生的权利。由于互联网平台的虚拟性，因此患者对医生的评价不仅对其他患者有参考的价值，同时也会对医生起到鼓励或约束的作用。因此，线上医疗平台的问诊过程中，患者开始向消费者的角色身份转变，通过筛选服务和购买服务来获取医疗健康信息，但由于信息是具有相对性的，患者对信息的满意程度会投射到信息提供者——医生的身上。因此，在就诊过后，患者可以对问诊的医生进行点评，包括在就诊效果、医生态度方面进行打分。对态度好、负责任的医生，可以通过感谢信、打赏的方式进行回馈；对于敷衍的、态度差的医生，可以进行合理申诉，表达自己的诉求。

患者通过线上医疗平台向医生主动咨询医疗健康信息，并期待得到医生的接诊和回答。医生是医疗信息的掌握者和提供者，要通过合适的问诊方式与患者建立沟通，解答患者的问题，围绕疾病给出诊疗建议。与线下医患沟通效果不同的是，线上医疗平台上医生给出的诊疗建议约束力更小，患者咨询健康信息并不代表必须遵从医生的诊断。在线上医疗平台的赋权下，患者的主体性有所增强，使得医生和患者之间的角色得以重构，医患沟通过程变成了患者的消费过程，医生是服务的提供者，患者是消费者，沟通过程中所传播的健康医疗信息则成为商品。当医患之间权力和角色关系被重新定义为服务的提供者和消费者后，消费式医患关系的特质得以凸显。在消费式的关系维护中，消费者即患者评价反馈可以起到重要作用，进入互联网平台搭建的数据化消费逻辑的医生可能会因为口碑和热度而调整沟通策略和方式，以期从患者处获得更好的评价，这一机制的建立使医患沟通的本质发生转变。从对患者评价的分析中可以捕捉到参与在线医疗沟通的患者的感受，以及患者评价是否对医生推荐等平台化运营产生影响。

（三）"好大夫在线"平台的用户评价分析

1. 研究方法

主要对好大夫在线平台上北京地区医生推荐排名和患者对医生的评价数据进行实证分析。首先使用网络数据爬虫软件抓取好大夫在线平台上北京地区医生推荐排名数据和患者评价文本数据，再将具体数据通过 Stata 和 SPSS 统计软件进行数据分析。

采用网络数据爬虫软件抓取好大夫在线网站上患者的评论文本数据，再利用 python 编程来实现患者评价的情感倾向分析，从患者评论中提取出能反映医生服务质量水平的信息，并对患者满意程度进行量化。

本研究首先采集了好大夫在线网站上北京地区推荐医生排名，获取其姓名、任职医院、科室、职称和推荐排名等基础信息，共收集数据 1997 条。

在获取医生热度排名的基础上，对排名前 100 位医生的患者评价文本进行采集，从 2020 年 5 月 21 至 2022 年 5 月 8 日，数据时间跨度为 2 年，共收集文本数据 42288 条。

2. 数据预处理

使用 Python 软件中的 Jieba 安装包进行分词，初始的 42288 条好大夫在线网站上患者对前 100 位医生的评论数据被划分为 299826 个词语。剔除掉"我""的"等不具有评价意义的词语后，初始文本数据剩余 27720 个词。对文本评论数据预处理后进行词频统计，见表 8.2。

表 8.2　患者评价数据词频最高的 25 词语

序号	标签词	词频	词性
1	耐心	9922	形容词

续表

序号	标签词	词频	词性
2	精湛	4153	形容词
3	认真	4007	形容词
4	详细	3231	形容词
5	顺利	2873	形容词
6	细心	2327	形容词
7	细致	1988	形容词
8	高尚	1938	形容词
9	及时	1476	形容词
10	仔细	1450	形容词
11	成功	1409	形容词
12	紧张	992	形容词
13	痛苦	956	形容词
14	亲切	940	形容词
15	幸运	934	形容词
16	疼痛	879	形容词
17	明显	821	形容词
18	清楚	813	形容词
19	温柔	747	形容词
20	准确	653	形容词
21	温和	597	形容词
22	辛苦	589	形容词
23	方便	586	形容词
24	踏实	577	形容词
25	温暖	529	形容词

通过对患者评价文本数据的词频统计，可以比较直观地看出患者对医生的沟通态度和诊疗能力较为关注。在患者评论中出现频率最高

的 25 个关键词中，"耐心""认真""详细""细心"等都是描述医生问诊态度的词汇，仅有"精湛""顺利""成功"三个词是对医生诊断能力的形容。这反映出在医患沟通的过程中，相较于诊疗能力，患者更加关注医生的问诊态度，印证了医患沟通效果调查数据的结果，即医生在交流时的情感性沟通内容对沟通效果具有影响力。

3. 评论数据的情感倾向分析

情感倾向分析用来判断文本情感倾向是正面的还是负面的。本研究将对患者评论正文做情感倾向分析，将评价文本数据划分为正面评价和负面评价两类。根据分词结果，提取出评论文本里标注为形容词的情感词，与情感词典匹配，统计情感词的个数与得分，总得分大于 0 是好评，小于 0 则为差评。

在好大夫在线网站上，患者对医生的评价信息以评价标签和评论文本的形式呈现。患者会根据自身的线上就医经历进行详细的文本描述，如"刘海波医生在患者有疑问时，能及时回复并耐心解释"。患者会根据就诊过程中的主观情感感受和问诊结果对医生进行评价，体现患者对医生的满意程度，通过对评价文本的情感倾向分析，实现患者对医生满意度的量化。因此本研究提出以下假设。

H1：患者对医生的满意度越高，医生热度排名越高。

在对医生推荐排名和患者评价情感倾向做相关性检验发现，两者之间仅呈弱负相关的关系，相关性并不显著，见表 8.3。因此可以得出，患者对医生评价的情感倾向对医生热度排名的影响程度较小。即使是热度较高的医生，患者对其满意程度也未必很高。而排名落后的医生，也不代表患者在与其沟通的过程中不满意。因此，互联网医疗平台上的医生热度排名，不是仅以患者好评度和评价数量为单一标准。

表 8.3　医生排名与情感倾向相关性检验

细目		医生热度排名	患者评价情感倾向
医生热度排名	皮尔逊相关性	1	−.033
	Sig.（双尾）		.741
	个案数	100	100
患者评价情感倾向	皮尔逊相关性	−.033	1
	Sig.（双尾）	.741	
	个案数	100	100

4. 医生推荐排名影响因素分析

医学职称是根据医生的学历水平、专业资格考试认证和工作经验等方面进行级别划分的，是医生能力水平的一种体现。医院等级是我国根据医院规模、科研方向、人才技术力量、医疗硬件设备等对医院资质评定指标。因此本研究提出以下假设：

H2：医生的职称越高，医生热度排名越高。

H3：医生所任职医院的等级越高，医生热度排名越高。

本研究的具体变量见表 8.4，其中因变量是患者的择医概率，由医生热度排名来体现，自变量是医生的医学职称和任职医院等级。

表 8.4　变量描述与计算

变量类型	变量名	变量说明
因变量	医生热度排名	北京地区医生推荐列表排名
自变量	医生医学职称	医学职称等级：主任医师为 1，副主任 医师为 2，主治医师为 3，医师为 4，其余为 0
自变量	任职医院等级	医生所任职医院的等级：三级医院为 3，二级医院为 2，一级医院为 1

在北京地区医生推荐列表的前 100 名医生中，53 位医生是主任医

师，32 位是副主任医师，12 位是主治医师，1 位是医师，还有 2 位医生无职称，见表8.5。整体来看，好大夫在线平台上热度排名靠前的医生，职称比较高。在医院等级方面，前 100 名医生所任职的医院有 99 家是三级医院，还有 1 家是私立医院，不纳入医院等级的考核范围内。

表 8.5　北京推荐医生的分布特征

	项目	频率	百分比
医学职称	主任医师	53	53
	副主任医师	32	32
	主治医师	12	12
	医师	1	1
医院等级	三级医院	99	99
	二级医院	0	0
	一级医院	0	0

从均值上看，患者在线上医疗平台上择医时更倾向于选择医生职称高、任职医院等级高的医生，见表8.6。从方差上看，患者在选择医生时，医院等级和医生职称差别并不大。

表 8.6　变量描述性统计

变量名	样本量	平均值	方差	最小值	最大值
医生排名	100	50.50	29.01	1	100
医生职称	100	1.570	0.769	0	1
医院等级	100	0.990	0.100	0	1

见表 8.7，医生的医学职称和医生热度排名之间显著相关，与 H3 假设一致，则医生的职称越高，医生热度排名越高。但医生所任职医

院的等级与医生推荐排名的相关性不显著，可能是因为在好大夫在线平台的前 100 名医生中，99% 的医生都来自三甲医院，患者进行选择的空间较小。

表 8.7 医生排名与医生职称、医院等级相关性分析

细目	医生排名	医生职称
医生排名	1	
医生职称	0.200**	1

	医生排名	医院等级
医生排名	1	
医院等级	−0.0370	1

（注：** 表示 p < 0.05）

5. 结果分析

在对好大夫在线平台上北京医生推荐排名前 100 位的医生的患者评价文本进行分析后，研究发现患者的评价首先会从医生问诊态度和医疗能力 2 个维度进行考量。在大量的患者评价文本数据中，耐心、精湛、认真 3 个形容词使用频率最高。耐心和认真都是对医生态度方面的正向形容，精湛则指向医术，也就是医生的治疗能力。在评价文本词频最高的 25 个形容词汇中，22 个词汇都是用来形容医生问诊态度的，仅有精湛、成功和顺利 3 个词指向医生的治疗能力。所以，在线上医疗平台的医患沟通过程中，相较于医生的医疗能力，患者更加看重问诊态度。

将患者评价文本数据的情感倾向与医生热度排名做相关性检验后，发现患者在问诊结束后对医生评价的满意程度对医生热度排名的影响

并不显著。一方面是因为在线上医疗平台的医患沟通中，患者对医生沟通风格和态度的主观感受更强，会留下更加深刻的印象，因此留下正向或负向的评论，如图 8.1 所示。但医生热度排名则是从疗效满意度、态度满意度、文章发表数量、患者数量和感谢信及礼物等多重标准进行综合衡量。另一方面，好大夫在线平台上医生热度推荐的前 100 位医生，在治疗能力和沟通态度方面患者的满意度都较高，综合热度越高的医生会吸引到越多的患者挂号问诊，所以鲜少有负面的在线评论，其影响能力也会逐渐变弱。

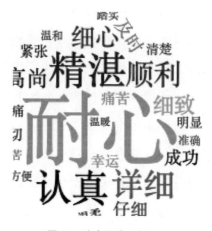

图 8.1 患者评价文本词云图

主观的患者满意程度对医生热度排名的影响较弱，但客观的医生职称则对医生热度呈现出积极的正相关关系，体现出患者在择医过程中，会优先选择医学职称高的医生。医生的医学职称越高，其热度排名越高。线上医疗平台上，患者选择医生只能通过平台上所披露的医生基础信息来判断，相较于主观的评论，患者更加看重客观的医生医学职称、任职医院、擅长方向等客观因素，客观真实的数据会增强患者对医生的信任度，从而在很大程度上对患者的择医过程造成影响。

　　而研究医生所任职医院对医生热度的影响时，发现两者之间并没有显著的相关性关系，这主要是因为在样本分析中，99%的医生来自公立三级甲等医院。在好大夫平台上，因为大多数北京地区的推荐医生任职于三甲医院，所以该项属性并不构成优势地位，对医生热度的影响也就较小。医生任职于三甲医院已经成为线上医疗平台的必备属性和门槛，医生素质普遍较高。

四、结论与讨论：线上沟通能否替代传统方式？

　　医患沟通是医疗服务的重要组成部分，是医生和患者之间的信息交流和情感交流，影响着医生的诊断和治疗，也影响着患者的满意度和依从性。医患沟通的质量和效果，不仅取决于医生和患者的个人特征和能力，也取决于医疗环境和制度的影响。随着互联网技术的发展和普及，医疗服务的形式和渠道也发生了变化，从传统的线下医疗服务逐渐转向了线上医疗服务，如在线问诊、在线预约、在线咨询、在线评价等。线上医疗服务为医生和患者提供了更多的便利和选择，也为医患沟通带来了新的机遇和挑战。线上医疗服务的特点是信息化、数字化、网络化，它改变了医患沟通的时间、空间、内容、形式等方面，也影响了医患沟通的效果和评价。

（一）线上医疗平台中的沟通期待

　　首先，在对患者就诊后的评论文本数据进行词频统计和情感倾向分析后，研究发现，在线上医疗平台的医患沟通中，患者在对服务质量的期待上，更多地体现在对医生良好沟通态度的追求。研究发现，在线上医疗平台的医患沟通中，患者对医生的评价和建议主要集中在以下几个方面：医生的专业水平，如医生的诊断能力、治疗效果、用药合理、指导明确等；医生的沟通技巧，如医生的语言表达、解释清楚、耐心细致、关心关怀等；医生的服务流程，如医生的预约方便、回复及时、跟进及时、反馈及时等。这些方面反映了患者对医生的期待和要求，也反映了患者对医生的评价和反馈，对医生的服务质量和水平有着指导和监督的作用。医生的服务态度是患者满意度中一个重要的衡量条件，不仅对其他患者的择医选择有所引导，对医生自身也能起到鼓励和约束的作用。因此，在传统的医患沟通过程中，医生也可以尝试优化与患者的沟通模式，建立起更加平等和谐的医患关系，提升患者的就诊体验，有效减少医患冲突。

其次，除了患者对医生沟通态度这一主观诉求以外，研究发现，医生的个人属性会对医生热度产生积极的影响，如医学职称越高的医生，热度越高。由于互联网的虚拟性，在线上医疗平台上，患者在择医时对医生的评判标准只能通过平台对医生个人信息的披露，如医学职称、任职医院、发表文章、接诊患者数量等客信息。因此，无论是线上还是线下的医患沟通中，平台方或医院方都可以尽可能详细地向患者提供医生的职业信息。

随着互联网技术的发展和普及，医疗服务的形式和渠道也发生了变化，从传统的线下医疗服务逐渐转向了线上医疗服务，如在线问诊、在线预约、在线咨询、在线评价等。线上医疗服务为医生和患者提供了更多的便利和选择，也为医患沟通带来了新的机遇和挑战。线上医疗服务的特点是信息化、数字化、网络化，它改变了医患沟通的时间、空间、内容、形式等方面，也影响了医患沟通的效果和评价。但要知道，从目前来看，线上诊疗不可能完全替代医患面对面的诊疗沟通，线上问诊对患者的易用性主要体现在诊疗前的择医决策和对初始病症的咨询，疾病诊疗和治疗决策等环节必须回归线下交流。线上诊疗虽然有其优势和便利，如节省时间、费用、资源等，但也有其局限和风险，如缺乏面对面的沟通、观察、检查等，难以保证诊断的准确性和治疗的有效性，也难以保护患者的隐私和安全等。因此，线上诊疗不能完全取代线下诊疗，而应该与之相辅相成，形成一个完整的医疗服务体系。线上问诊可以作为诊疗前的一个辅助手段，帮助患者选择合适的医生和医院，了解基本的病情和治疗方案，提高患者的就诊效率和满意度。疾病诊疗和治疗决策等环节则需要回归线下交流，让医生和患者能够进行更充分和深入的沟通和协商，确保医疗质量和安全，维护医患双方的权益和信任。

从我们采集的文本数据中可以看出，患者期待医生的沟通方式和态度体现情感浓度，并且根据线上平台提供的医生信息、评价信息等，完成诊疗前的自我信息搜寻和沟通期待的建立。患者对医生的沟通方式和态度的期待，主要体现在以下几个方面：一是医生的语言表达，患者希望医生能够用简单、明了、友好的语言，向患者解释病情、治疗、预后等相关信息，避免使用过于专业、复杂、冷漠的语言，造成患者的困惑、恐惧、抵触等负面情绪；二是医生的情感关怀，患者希望医生能够用温暖、同理、鼓励的情感，向患者表达关心、支持、信任等积极情绪，避免使用冷漠、傲慢、责备的情感，造成患者的伤害、失望、反感等负面情绪；三是医生的互动和参与，患者希望医生能够用积极、主动、及时的互动，向患者提供咨询、回复、跟进等服务，避免使用消极、被动、拖延的互动，造成患者的不满、焦虑、抱怨等负面情绪。患者对医生的沟通方式和态度的期待，主要源于患者的情感需求和认知需求，患者在面对疾病和治疗的过程中，需要医生的情感支持和专业指导，以增强患者的信心和依从，改善患者的健康状况和提高生活质量。患者根据线上平台提供的医生信息、评价信息等，完成诊疗前的自我信息搜寻和沟通期待的建立，主要是为了选择合适的医生和医院，以及为线下的诊疗和沟通做好准备。线上平台提供的医生信息，包括医生的姓名、职称、科室、擅长领域、工作经历、学术成果等，可以帮助患者了解医生的专业水平和背景，增强患者的信任感和安全感。线上平台提供的评价信息，包括其他患者对医生的评分、评价、感谢信等，可以帮助患者了解医生的服务质量和态度，增强患者的满意度和期待度。通过这些信息，患者可以对医生形成初步的印象和认知，为后续的沟通和诊疗打下基础。

（二）评价机制与新型消费式互动关系

在好大夫在线平台上，在线问诊的方式有电话问诊、一问一答和图文问诊三种方式，患者可以主动向医生寻求健康医疗信息，医生则需要对患者的提问做出答复。线上医患交流也是一个健康沟通过程，[①]这个过程可能让人们重新寻思自身对健康的参与程度，进而改变自身的健康行为。在线医疗健康沟通在提供更多机会[②]的同时，也催生出新型的医患交流模式。好大夫平台设计的信息传递过程，构成了一种消费式医患沟通模式，即患者问诊是消费者主动选择和付费，与医生建立交流。国内学者指出，线上医疗咨询平台为监管医生行为所构建的

---

① 曹博林，王一帆.沟通弥合与患者感知：基于链式中介模型的线上医患交流效果研究[J].现代传播（中国传媒大学学报），2020,42(08):54-63.

② ROSS S E, MOORE L A, EARNEST M A, et al. Providing a web-based online medical record with electronic communication capabilities to patients with congestive heart failure: Randomized trial [J]. Journal of Medical Internet Research, 2004, 6(2): e12.

患者评价机制进一步强化了医患之间的消费式关系，① 用户追求医疗服务质量，医生也可能出于口碑改善沟通方式。

　　消费式医患交流模式将医患关系视为消费者与服务提供者之间的交易关系的模式，它强调了患者的主体性、选择性、参与性和评价性，以及医生的服务性、竞争性、透明性和责任性。消费式医患交流模式认为，医患关系是一种基于信息、信任和满意度的关系，医患沟通是一种基于需求、权利和利益的沟通，医患沟通的目的是实现医患双方的最大利益和最佳满意度。

　　然而，在线问诊交流的问题也开始出现。研究发现，出于对误诊、医患冲突、安全性及因私等多方面的忧虑，医生有可能不会通过网络回应患者，② 或因担忧额外工作量无法取得相应报酬等原因缺席在线诊疗。③ 由于在线问诊缺乏面对面的沟通、观察、检查等，医生难以全面了解患者的病情，也难以保证诊断的准确性和全面性，容易出现误诊、漏诊、过度诊疗等问题。误诊不仅会影响患者的健康和安全，也会损害医生的声誉和信任，甚至引发医患纠纷和法律责任。由于在线问诊的信息不对称和异步交流，医生和患者之间容易产生误解或沟通不畅，这些冲突会影响医患沟通的效果和质量，也会影响医患关系的和谐和稳定。另外，在线医疗难以回避数字隐私与数字安全的问题。由于在线问诊涉及患者的个人信息、医疗数据、处方药品等，这些信息和数

---

① 施立. 在线医疗社区激励机制对医生交流情感影响研究 [D]. 武汉大学 ,2018.

② BAI C. E-health in China [M] // THUEMMLER C, BAI C (Eds.). Health 4.0: how virtualization and big data are revolutionizing healthcare. Cham, Switzerland: Springer International Publishing, 2017: 155-185.

③ ZHENG X, RODRÍGUEZ-MONROY C. The development of intelligent healthcare in China [J]. Telemedicine and e-Health, 2015, 21: 443-448.

据可能会被泄露、篡改、盗用等，给患者和医生带来安全风险。另外，由于在线问诊的监管不完善、标准不统一、责任不明确等，一些不合规、不合法、不合理的在线问诊行为可能会出现，如虚假宣传、无证执业、超范围诊疗、乱开药方、乱收费等，这些行为会损害患者的利益和权益，也会影响医疗行业的秩序和声誉。

　　虽然互联网医疗带来了医患沟通形式的转变，以及沟通传播过程中患者权利的上升，但是单一的消费式医患交流关系无法取代医生及医疗机构发挥主体作用的沟通。

第九章

结论

　　站在健康传播的视角，健康信息沟通关系的建立、维系和改善要放置在沟通实践过程的具体传播语境中看待。西格里斯特认为："医学是医生和病人这两群人之间多方面的关系"[①]，这种关系是处于不平等地位的人之间的非自愿互动，围绕极度重要的事情且伴随着沉重的情感负担。[②] 本书将广义上的健康信息沟通当作公共议题沟通传播过程看待，健康信息沟通是以医疗健康从业者或医疗健康机构发挥主体传播作用的健康传播过程，受到媒体传播因素和人际传播因素的影响，触达患者及社会公众并受到接收端反馈影响的沟通过程。在一个沟通过程中，双方逐渐形成互动关系。本书围绕健康信息沟通中的媒介影响因素展开，采用实证研究与经验性研究相结合的方法，试图从健康传播的理论角度对实际社会问题予以阐释和解释。

　　媒介化理论提供了一个分析框架，由此健康信息沟通中涉及媒体

---

① 陈阳. 框架分析：一个亟待澄清的理论概念 [J]. 国际新闻界 ,2007(4):19-23.

② Chaitchik, S, Kreitler, S, Shared, S, etd. Doctor - patient communication in a cancer ward [J]. Journal of Cancer Education, 1992,7(1): 41-54.

作为中介角色发挥作用的不同面向均得以展现，是本研究所关涉的健康传播中的重要议题——健康信息沟通的分析变得清晰、具体，各章节内容的微观研究聚合起来则成为互相联动的整体，回应现实问题。因此，在媒介化理论的框架指引下，本研究试图理解媒介化如何塑造沟通双方，即健康信息提供者与社会公众，在他们的沟通和决策过程中的期望、偏好和行为；媒介化如何影响健康信息沟通参与者的权力关系变化、信任度和满意度，以及他们如何应对冲突或分歧；媒介化如何提升或限制了健康信息获取、使用和多样化的健康服务的能力；媒介化如何与其他影响健康信息沟通的因素相互作用，如沟通个体的文化、社会和制度背景，从而拆解媒介化的健康信息沟通的宏观概念。

一、研究内容总结

健康信息沟通涉及多个维度，对沟通过程的具体洞察和分析有助于我们厘清在健康科普、医疗知识交流、就医诊疗需求等具体社会互动过程的运行机制。如第一章所述，如果我们将广义上的健康信息沟通当作公共议题沟通传播过程看待，那么健康信息沟通是以专业健康信息供给方发挥主体传播作用的健康传播过程，受到媒体传播因素和人际传播因素的影响，触达大众并受到接收端反馈影响的沟通过程。

健康信息沟通研究具有重要的社会意义。戴元光等研究者认为，沟通不畅与冲突实际上是为"钱本位"异化后的社会的一种"沟通缺失"的反映，让健康信息沟通顺畅起来才有可能化解社会的矛盾。[①] 对医生

---

① 戴元光，韩瑞霞.我国当前医患关系的现状、问题及原因——基于健康传播视角的实证分析 [J].新闻记者,2012(4):15-20.

来说，不同的互动沟通分析系统可起到作用——"治疗"系统用于工具性沟通行为，"关怀"系统用以评估情感沟通行为；① 对患者来说，获知和理解的需求（了解病因在哪，疼痛来源于哪）以及被了解和被理解的需求（感受到医生接受他并认真对待）需要在沟通时被满足。②

如今，健康信息沟通并不局限在诊室中医生和患者的对话交流，沟通的技巧、方式及效果受到互联网规律的影响。特别是在"互联网＋医疗健康"的大背景下，多元的沟通渠道和方式使医患关系模式发生变化，以网络媒介为中介的沟通激发出了健康信息传播的更大便利性和更多可行性。本研究主要探寻在健康信息沟通的健康传播过程中，人际交流影响，以及大众媒体、社会化媒体平台如何为医患沟通带来潜在影响。人际交流聚焦于传统意义上医生与患者的面对面沟通，而沟通效果是否良好受到医生的沟通方式的重要影响；媒体研究将外延扩大，大众媒体影响关于医患沟通的社会认知，以及以网络媒体平台为中介的健康科普、线上交流的新规律等。健康信息沟通关涉个人生活、社会生活和国家生活的方方面面，其学术研究具有跨学科多领域协作的特质，是健康传播的重要议题之一。健康信息沟通的参与者通过沟通逐渐形成互动关系。健康信息沟通可分为工具性的和情感性的：工具性沟通是指医生提供指导、教育患者、提问以及讨论化验结果和病情等；情感性沟通则是指医生提供保证、言语支持并且表现出同情、关爱和担忧。沟通关系可按照患者让位（家长式、告知）、医患合作、

---

① BENSING J. Doctor-patient communication and the quality of care [J]. Social Science & Medicine, 1991, 32(11): 1301-1310.

② ONG L M, DE HAES J C, HOOS A M, et al. Doctor-patient communication: a review of the literature [J]. Social Science & Medicine, 1995, 40(7): 903-918.

消费模式以及共同参与决策等模式进行划分，不同的沟通模式中参与者的权力地位和自主意识不尽相同，其中，共同参与体现出传受双方作为平等角色拥有同等的控制权。

　　本书第二章节对健康信息沟通以往相关研究进行述评，目的在于将零散的、涉及交叉学科的医患沟通研究进行梳理，为后续的各章节内容打下基础。本部分按照成熟的理论框架，即健康信息沟通受到媒体的、人际的、文化的等多元社会情境的影响，对以往健康信息沟通国内外研究进行系统性分析。由文献综述可知，健康信息沟通交流模式可按照互动权力关系进行划分，从凸显医生权威和主导控制权的家长式模式，随着患者参与权和决策权的上升，逐渐过渡至医生与患者的共同协商模式；医患人际交流的研究围绕医患会话展开，注重医生沟通技巧和沟通效果的研究，医生在诊疗中的工具性信息传递和情感性信息传递对于沟通效果产生影响，而患者满意度成为评价医患沟通效果的有效指标。媒体因素对于健康信息沟通的影响是多维度多层面的、循序渐进的——第一，媒体报道和议程框架影响社会公众对于医患关系的认知，在健康信息的科普传播过程中，媒体内容发挥重要作用；第二，社交媒体平台在健康信息沟通中，给予用户主动搜寻信息、主动与医生交流、建立患者社群的机会，患者的主体性得到凸显；第三，以互联网平台为中介的医患交流开始转变医患关系建立机制和沟通机制，使线上问诊成为线下交流的有效补充。

　　本书第三章从社会主义建构视角，就媒介化与健康信息沟通的互动关系展开论述。在媒介化的健康信息沟通中，媒体要素与个人背景、社会环境、文化环境、制度环境等要素交织互动，形塑了多面向的健康信息沟通。媒介化实践会为健康信息沟通带来正 / 负影响，在患者与医生的沟通期待、满意度等方面发挥效力，同时媒介化实践实现了多元健康信息的流动与传播。

　　本书第四章聚焦至传统意义上的面对面诊疗交流场景，探寻人际因素对健康信息沟通的影响。采用问卷调查法，对拥有就医经历的北京地区的社会公众展开调查，并根据医生沟通方式、患者沟通满意度等指标对数据进行分析，本研究获取的调查问卷数据显示，医生在沟通过程中表现出亲近、沉着等问诊态度时，北京地区的社会公众更有可能因缓解焦虑紧张情绪获得较为正面的沟通效果。同时，受访者对于医患关系的认知态度较为中性，绝大部分受访者认为线上信息搜寻和线上问诊是有用的。患者与医生的面对面交流是健康信息沟通中最直接和最基础的组成部分，本部分调查分析结果表明，以往的沟通经历和体验是构成社会公众后续是否继续进行沟通、是否愿意建立长期健康的交流关系的重要经验变量。更重要的是，媒介化的健康信息沟通对沟通中双方的期望、偏好及满意度均构成影响，而根据本章节的分析结果，让我们对媒介化实践可以通过那些沟通技巧、要素和传播策略影响医患沟通有了更加清晰和直观的认识。同时，线上渠道拓展、数字化智能化媒介应用的不断普及，加强了健康信息沟通的线上化和虚拟化，尽管如此，研究者和实践者也要保持谨慎乐观，回归到健康信息沟通的本真面貌，看待涉及不同利益和诉求的两个群体之间复杂的互动关系。

　　本书第五章以北京地区三级甲等医院为研究主体，分析具有代表性的北京地区公立医院的传播能力。收集各医院网站及微博、微信等社会化媒体平台官方账号的传播内容，并从患者易用性、健康信息沟通作用等角度进行观察和经验性分析，发现医院传播在传递就诊流程、医疗须知等关键性心思上发挥主体传播作用，为患者提供了有用有效的信息，然而对于社交媒体规律的把控不足，医院需要进一步提升沟通效率，使这些自有传播渠道不仅仅是信息告知的渠道，而应该成为改善医患交流的有效方式，并在医疗健康科普传播中发挥更显性的影响力，则依托社交媒体传播的医院传播效率有可能得到提升。从制度主义媒介化理论的视角来看，公共医疗机构作为最重要的医疗健康进程的社会行动者和推动者，需要在媒介化社会的现实环境下，逐渐调试自身的沟通策略和传播方式。医院是医疗信息、健康信息最重要最权威的来源之一，数字化的媒介渠道为它们提供了实践健康传播科学理念和科学方法的空间，医院应该充分利用微博和微信公众号的优势，根据患者的需求和偏好，选择合适的沟通方式和风格，以达到更好的沟通效果。同时，医院也应该注意提高自己的新媒体运营能力和水平，提高自己的新媒体内容质量和创新性，增强自己的新媒体影响力和竞争力。

至此，媒介化对健康信息沟通的影响研究不断推进，本书后半部分进入健康信息沟通的深度媒介化的研究分析中。本书第六章、第七章和第八章聚焦于媒体因素对于广义上健康信息沟通带来的多层面的影响。从健康医疗纪录片《人间世》对于医患沟通的呈现中，本书发现大众媒体话语对于医患身份及关系的建构作用，这一建构作用通过媒体内容生产者和镜头中医生和患者等话语行动者得以发挥，《人间世》中双弱势的医生和患者，在医患沟通中强调中国式人文和情感因素，并利用社会资源不均衡等结构性原因解构沟通不畅与阻滞的原因，这种高情感浓度的健康信息沟通实践过程的呈现影响了社会公众对于医患关系的认知，而对于医生"神圣性"的过分强调也会对现实中的医疗实践带来负向影响。大众媒体研究之后，本研究对社交媒体的健康信息传递予以分析，并以疫苗科普为切口，发现社交媒体中的疫苗科普沟通，并不是以医生或医疗机构账号为主体，而是新闻媒体和博主等个人影响者占比更高，其 HPV 疫苗信息的呈现突出疫苗对于健康威胁的改善作用，而对疫苗接种步骤、价格等健康效能信息呈现不足。从对健康科普传播的个案分析发现，医生或医疗健康机构尚未发挥显著作用，而科学、合理和平衡的疫苗科普传播亟须医院等专业权威传播行动者发挥效用。

在健康 2.0（Health 2.0）的背景下，传统的医疗问诊和健康信息沟通等流程发生结构性的变化，社会化技术促使患者、看护人员、医疗工作者以及其他相关人员在健康领域合作，不仅医疗提供者可依托互联网平台进行沟通和诊疗，在线医疗社区中的用户也可自发地聚集在一起，分享经验，讨论问题、获取信息支持和情感支持，寻求自我健康帮助。通过计算机中介的沟通，健康传播过程中的人际语境、媒介语境以及文化语境均发生变化——网络用户健康行为的动机或目标可以是多元的；声音、举止神态、人际距离等非语言社交线索的缺失，使其所对应的沟通功能难以实现。相对地，互联网平台所搭建的医疗健康沟通场景呈现出独有的规律，以互联网平台为中介的健康信息交流要放置在流量化、数据化、商品化的平台逻辑下予以考量。

第八章对于媒体因素影响的分析上升至以互联网媒体平台为中介的健康信息沟通机制的分析。从对好大夫在线平台的分析中，研究发现，线上医患交流使患医权力关系转变。通过对好大夫在线商业医疗平台的信息抓取，采集了好大夫在线网站上北京地区推荐医生排名，获取其姓名、任职医院、科室、职称和推荐排名等基础信息，共收集 1997

位医生的基础数据，并对排名前 100 位医生的患者评价文本进行采集，共收集文本数据 42288 条，对其进行文本数据分析，发现在线上医疗平台的医患沟通过程中，相较于医生的医疗能力，患者更加看重医生的问诊态度。

从诊室中的医患交流，到媒介因素影响下的认知形塑，再到线上诊疗对医患关系的转变，医患双方的权力地位在沟通过程中流动。医疗资源不均衡可能导致线下医生超高的工作负荷量和有限的面对面沟通，相比线下就医场景中的紧张和仓促，在线医患交流过程给予了患者更从容的时间和更多的机会来表达自身的信息需求和情感需求，[①] 在这种主体性需求下，互联网在一定时期内削减医生的权威是可以预见的事情。[②] 由此医患双方在传播过程中的关系位置发生置换，医患双方的行为倾向、人际感知和对彼此之间关系的看法均被重塑。那么，线上的医患交流就是用户通过平台与健康服务者共同参与的健康沟通过程，双方的角色功能发生转变，医生可能由线下问诊中权威的"家长"转向服务提供者，而患者则成为与医生在权力关系上更为平等的消费者，[③] 商业化医疗平台的服务模式将患医角色置于商品化关系中。

最后，媒介化的健康信息沟通研究具有较大的学术价值和应用价值。媒介化理论是一种分析社会变迁和传播现象的理论框架，它认为

① YANG, H, GUO, X, & WU, T. Exploring the influence of the online physician service delivery process on patient satisfaction. [J]. Decision Support Systems, 2015,78(5):113–121.

② 郑满宁.缺位与重构：新媒体在健康传播中的作用机制研究——以北京、合肥两地的居民健康素养调查为例[J].新闻记者,2014(9):78-84.

③ CHEN, Y. J. E-health: transforming the physician/patient relationship. [J]. International Journal of Medical Informatics, 2001,61(1): 1-10.

媒介不仅是传递信息的工具，也是构建社会现实的力量。媒介化理论强调媒介的逻辑、实践和文化对社会各个领域的渗透和影响，以及社会各个领域对媒介的适应和应对。医患沟通是医疗领域的重要组成部分，也是媒介化理论的重要研究对象。

媒介化理论的引入为健康信息沟通研究带来了更为全面和深入的认识，不仅有助于揭示信息是如何在媒介中构建和传播的，还能够深入分析媒介对话语、信息传递和态度形成的复杂关系。随着社交媒体、在线医疗平台的普及，医患互动变得更加多样化，需要有针对性的沟通方法。借助媒介化理论，我们可以更好地理解新兴媒介环境中的沟通模式和健康行为，从而更灵活地应对媒介发展带来的挑战。

首先，媒介化健康信息沟通研究揭示健康信息沟通的媒介环境和媒介逻辑。医患沟通的媒介环境是指医患沟通所处的媒介形态、媒介技术和媒介内容的综合状态，它影响着医患沟通的方式、效果和质量。医患沟通的媒介逻辑是指医患沟通所遵循的媒介规则、媒介惯例和媒介文化，它影响着医患沟通的目的、策略和伦理。以媒介化理论为框架，可以分析医患沟通的媒介环境和媒介逻辑的变化和趋势，以及它们对医患沟通的影响和挑战，从而为医患沟通的优化和创新提供理论指导和实践参考。

其次，媒介化健康信息沟通研究能够评估健康信息沟通的媒介效果和媒介影响。医患沟通的媒介效果即在医患沟通在媒介环境和媒介逻辑的作用下，对医患双方的信息交流、情感交流和行为交流结果的评估。受到媒介化实践影响的医患沟通的媒介影响，医患双方的认知变化、态度变化和行为变化均可以看到媒介实践和媒介文化的渗透和融入。以媒介化理论为框架，可以评估医患沟通的媒介效果和媒介影响的助推作用与阻碍程度，以及媒介化实践对医患满意度、医患信任和医患合作的贡献和挑战，从而为健康信息沟通的效果评价提供参考性指标。

最后，媒介化医患沟通研究能够将围绕健康信息沟通展开的媒介实践和媒介文化加入考量。在媒介环境和媒介逻辑的影响下，健康信息沟通参与者与行动者采用的媒介行为、媒介技能和媒介素养动态影响着不同群体关系的建立和维护。而经由以媒体为中介的健康信息沟通，以及沟通双方在媒介接触行为中形成的关于健康信息沟通的认知和期待等，也在一定程度上影响着健康信息交流中媒介化的进程和方向。

媒介化理论不仅对健康信息沟通本身有积极影响，同时对整个健康传播领域具有启示意义。通过指导制定健康传播策略，可以更有效地提高社会公众对健康问题的认知，促进健康行为的形成，为全社会的健康水平提供支持。综合而言，媒介化理论的应用为健康信息沟通领域带来了全新的视角和策略，为提升医疗效果和推动健康传播做出了重要贡献。

二、未来研究展望

在中国语境下以媒介化理论为框架进行健康信息沟通研究具有重要的意义，也为后续的研究提供了思路方法。以媒介化理论为框架进行中国语境下的健康信息沟通研究有助于把握当地文化和社会变迁对医患关系的影响，为医疗体系改革和健康传播策略提供更深入、更具实践意义的洞察，这有助于推动社会关系的良心维系和卫生健康传播的发展。中国社会正在经历快速的信息化和数字化发展，健康信息沟通方式也在不断演变，媒介化理论能够帮助深入理解在这一变革中医患互动的本质，揭示健康信息如何在媒介环境中被构建和传播。中国的医疗体系和文化背景与西方国家存在差异，因此需要基于本土实际情况进行深入研究。媒介化理论为研究者提供了一个有力的理论框架，使其能够更全面地理解中国患者如何利用媒介工具获取医疗信息，以及医疗专业人员如何在媒介环境中进行有效沟通。通过运用媒介化理论，研究人员可以深入探讨媒介对健康信息沟通参与者、实践者之间信任、理解和共同决策的影响，为促进更加良好的互动关系和提升沟通效率提供理论支持。在公共卫生和健康传播层面，以媒介化理论进行健康信息沟通研究还有助于制定更切实可行的健康教育策略，了解我国社会公众如何与媒介互动，以及在数字化时代社会公众对健康信息的需求，可以帮助相关机构更有效地传递健康信息，提高社会公众健康素养。

　　互联网医疗平台的应用为健康信息沟通提供了新的交流渠道，在互联网范围内进行的健康传播也可以在一定程度上缓解线下医疗压力，因此对互联网医疗平台中医患模式的研究具有重要意义。然而，传播权力的扁平化以及用户主动性的增强，网络空间中的健康信息沟通对象更加多元化，范畴更加宽泛。除执业医生/医师和患者，还出现诸多主体，如搜索引擎、网络红人、医药广告商、"健康专家"、其他病友等，疾病和健康世界中的影响因素更加复杂多样，① 健康信息的可信性和科学性把控难度加大，多元主体的加入为互联网健康医疗的规范发展带来挑战。那么，以包括医疗平台、社交媒体在内的互联网平台

---

① 苏春艳，吴玥."网络化病人"：互联网对患病行为的影响研究 [J].国际新闻界，2019，41(7)：41-58.

为中介的互动交流，要考虑更多的中介影响元素，在线平台所搭建的新型沟通环境应成为"互联网＋医疗健康"规范发展中的必要规制环节。

线上渠道的拓展应用为健康信息沟通提供了新的可能性。置于互联网医疗范畴内的健康信息沟通是否会产生实际传播效果，以及线上医疗能否为社会公众带来实际的健康认知、态度乃至行为的改善，是值得研究的课题。

社会公众拥有免费获取快速、便捷的基础科学信息的渠道，是降低社会不平等的表现。[①] 线上健康信息沟通将原本具有场景限制的信息互动转移至开放空间，通过互联网搜索和分享而获得疾病认同的病人身份的用户能够对健康医疗构成某种规范性的威胁，那么，依托互联网的健康信息沟通是否给传统的医疗互动带来潜在的风险，或许需要研究者们的持续关注。同时，在线医患沟通对数字信息素养提出了更高要求。以商业化逻辑为导向的线上平台，是否对真实、准确的健康信息沟通带来不确定因素值得商榷，在受教育程度更高、财富更多的年轻人更倾向于使用互联网与医生沟通的现实状况下，[②] 如何让更多群体受惠于多元健康信息沟通渠道是具有社会关怀的研究问题。

用户在线医疗健康行为研究： 用户的医疗健康由个人、行为、环境等因素共同影响，健康方面的自我表露（self-disclosure）有助于健

---

① CHOI M J, KIM S H, LEE S, et al. Toward predicting social support needs in online health social networks [J]. Journal of Medical Internet Research, 2017, 19(8): e272.

② JIANG S, STREET R L. Factors influencing communication with doctors via the internet: a cross-sectional analysis of 2014 HINTS survey [J]. Health Communication, 2017, 32(2): 180-188.

康促进。^①用户如何进行信息获取、信息支持、情感互助？在医疗健康平台中，用户使用、共享、生产内容的动机是什么？另外，"病友"、专业医疗群体、健康类博主、广告商等多元主体的加入呈现出怎样的在线医疗健康传播图景？从在线医疗用户的使用行为中，我们可以窥探数字化健康信息沟通的发展方向，并"以患者为中心"提供更符合用户需求的医疗健康服务，同时及时识别问题，为医疗健康公共事业提供可行性的引导策略。

社交平台虚拟患者社区研究： 个人获得诸如情感、信息、器械方面的支持或鼓励将影响他们的健康状况，^②这样的支持可以增强个人抵御强压健康挑战的能力，并带来积极的健康结果。大部分"病友"通过QQ、微信、微博等社会化媒体平台建立在线医疗社区，相互鼓励并共享信息，凸显出以患者为中心的健康传播。在线医疗健康社区呈现怎样的特点？社区成员的参与如何影响后续健康行为？社会化媒体的发展助力虚拟圈群的形成和稳固，不同的社交圈群形成了独有的圈子文化和圈内文化规范。患者虚拟社区的独特之处在于组员聚合的目的是以疾病或医疗健康问题为中心的，对于这些社群如何建立以及组内成员如何互动等方面的研究，有助于公共卫生事业从业者更加准确和及时地了解患者的治疗需求、心理需求及情感需求等，在此基础上提供的社会支持更有效率。

① CHECTON M G, GREENE K. Elderly patients' heart-related conditions: disclosing health information differs by target [J]. Psychology, Health & Medicine, 2015, 20(5): 594-604.
② HOUSE J S. Work stress and social support [M]. London: Addison-Wesley Pub. Co, 1981.

专业医疗平台现状及问题研究：从批判角度来看，大部分医疗平台的目标是收集各类健康信息，[1]并按照商业化思维运行。一方面，医疗平台为用户提供了新的可能性，拓宽医疗健康沟通的渠道的同时有效降低成本；另一方面，用户内容及使用行为等数据资源支撑着医疗健康平台，则有可能出现商业化利益成为首要考量的局面。目前，国内主要专业医疗健康平台的现状如何？其背后的运行机制呈现什么特点？存在的突出问题有哪些？平台化社会的发展中，各类健康医疗平台的主导权力不断增强，医生、医疗机构一方，患者、普通用户需要以医疗平台为中介建立沟通交流，而在线平台起到连接和引导的中介作用。互联网医疗继续推进，对于医疗健康平台的运行机制及其出现的问题应是疏导医患沟通不畅、改善医患关系这一现实社会课题中需要考虑的变量。

在线医疗健康素养提升研究：电子健康（eHealth）素养是指个人通过电子资源寻找、获取、理解和评估健康相关信息的能力。[2]互联网医疗健康的推广需要公众具有一定的媒介素养和健康素养，虽然远程医疗等实际应用将缓解医疗资源不均和成本负担等社会问题，然而新媒体技术形态下的新型健康沟通形式有可能带来现实问题——如健康素养差异产生的信息辨别难度的潜在危险、数字鸿沟带来的代际差异使老年医疗群体无法接入。如何改善上述状况？如何有效提升公众的

---

[1] ADIBI S, Ed. Mobile health: a technology road map [M]. Springer, Bern, Switzerland, 2015.

[2] NORMAN C D, SKINNER H A. Ehealth literacy: essential skills for consumer health in a networked world [J]. Journal of Medical Internet Research, 2006, 8(2): e9.

在线医疗素养？是"互联网＋医疗健康"规范发展的题应有之义。

在线医疗生态系统的搭建与监管：互联网医疗健康的长续、平稳发展需要规范化的生态系统。在线医疗生态中，用户、平台和监管部门均扮演重要角色。本研究从用户和平台层面出发，在用户行为和平台机制分析的基础上，致力于为生态系统的搭建提供参考性建议。用户作为直接使用者如何有效参与在线传播并促进健康？在共享数据越来越被看作公众利益[①]的今天，网络平台需要在连接健康沟通多元主体的同时，认识到健康关涉的社会利益的重要性。更重要的，如何搭建在线医疗生态系统？如何实施监管以推动规范发展？是本课题研究的终端指向。

综上所述，未来的研究方向将聚焦于互联网对医患沟通的形塑、影响和改变，以及相关管理和规制的参考性建议。应该以深入探讨互联网对健康信息沟通的影响为主线，探讨用户在线医疗健康行为的研究，关注用户在医疗健康平台中的信息获取、信息支持、情感互助等方面的行为。了解用户在网络平台中的动机，以及多元主体的加入对在线医疗健康传播图景的影响，将有助于厘清以网络平台为中介的健康沟通如何改变传统的医疗模式。结合相关管理和规制提供全面的研究展望。这将有助于更好地理解和引导互联网在医疗健康领域的发展，确保在线医疗健康得以规范、可持续地发展。

囿于研究能力和现实条件因素，本研究尚存在诸多不足之处。第一，在研究方法上，本研究缺少关于医患的深度访谈等质性研究，这类经

---

① AJANA B. Digital health and the biopolitics of the Quantified Self [J]. Digital Health, 2017, 3: 11.

验性材料对于健康信息沟通的现实状况和理解具有重要作用，本研究仅从患者角度进行了量化问卷调查，在深度上有所欠缺；第二，课题研究正值流行疾病感染率高发期，实地调研的频次和频率较低，课题论证和调研咨询主要以线上渠道为主，要在后续研究中持续深入；第三，本研究虽通过健康信息沟通述评，发现医患沟通的应用型研究要结合多元文化语境看待，然后对于文化适应性方面的研究偏少，要具体问题具体分析，要在未来研究中扎根于中国现实土壤开展调查研究，得出结论。本研究的继续深入展开需要更扎实的理论基础和多元的研究方法，并加强对一线经验材料的掌握，同时应更加注重社交媒体对健康信息沟通带来的显著影响等。因此，在本研究的基础上，健康传播视角下的信息沟通研究仍有诸多要持续深耕的问题。

参考文献

著作：

[1] 胡春阳.话语分析：传播研究的新路径 [M].上海：上海人民出版社, 2007.

[2] 刘海龙.大众传播理论：范式与流派 [M].北京：中国人民大学出版社, 2008.

[3] 帕特丽夏·盖斯特-马丁,盖斯特-马丁.健康传播 [M].北京：北京大学出版社, 2004.

[4] 王锦帆.医患沟通 [M].北京：人民卫生出版社, 2013.

[5] ADIBI S, Ed. Mobile health: a technology road map [M]. Bern, Switzerland: Springer, 2015.

[6] BECK U. Risk society: towards a new modernity [M]. Vol. 17. London: Sage, 1992.

[7] BELL D. China's new Confucianism: politics and everyday life in a changing society [M]. Princeton, NJ: Princeton University Press, 2010.

[8] CHRISTENSON P, IVANCIN M. The "reality" of health reality television and the public health [M]. Menlo Park, CA: Kaiser Family Foundation, 2006.

[9] COVELLO V T, SLOVIC P, VON WINTERFELD D. Risk communication: a review of the literature [R]. Washington, DC: National Science Foundation,

1987.

[10] EPSTEIN R, STREET R Jr. Patient-centered communication in cancer care: promoting healing and reducing suffering [M]. Bethesda, MD: National Cancer Institute, 2007.

[11] FAIRCLOUGH N. Language and power [M]. London: Longman, 1989.

[12] HAJAR M. The politics of environmental Discourse: ecological modernization and the policy process [M]. Oxford: Clarendon Press, 1995.

[13] HARRABIN R, COOTE A, ALLEN J. Health in the news: risk, reporting and media influence [M]. London: King's Fund, 2003.

[14] HEPP A. Deep mediatization [M]. Routledge, 2019.

[15] HALL S, Ed. Representation: cultural representations and signifying practices [M]. Vol. 2. Sage, 1997.

[16] IYENGAR S. Is anyone responsible? how television frames political issues [M]. Chicago and London: University of Chicago Press, 1991.

[17] Roter D L, HALL J A. Doctors talking with patients/patients talking with doctors: improving communication in medical visits [M]. Westport: Auburn House, 1992.

[18] SILVERMAN J, KURTZ S, DRAPER J. Skills for communicating with patients [M]. 3rd ed. CRC Press, 2013.

[19] STEWART M E, ROTER D E. Communicating with medical patients [M]. Newbury Park: Sage Publications, 1989.

[20] THAYER L. Communication and communication systems [M]. Homewood, IL: Richard D. Irwin, 1968.

[21] VAN DIJK T A. Ideology: A multidisciplinary approach [M]. London: Sage, 1998.

[22] WATZLAWICK P, BAVELAS J B, JACKSON D D. Pragmatics of human

communication: a study of interactional patterns, pathologies and paradoxes [M].
New York: Norton & Company, 2011.

[23] WRIGHT K B, SPARKS L, O' HAIR H D. Health communication in the
21st century [M]. Malden, MA: Blackwell, 2008.

期刊：

[1] 曹博林. 互联网医疗：线上医患交流模式、效果及影响机制 [J]. 深圳大学
学报 (人文社会科学版), 2021(1):119-130.

[2] 曹博林, 王一帆. 沟通弥合与患者感知：基于链式中介模型的线上医患交
流效果研究 [J]. 现代传播 (中国传媒大学学报),2020,42(8):54-63.

[3] 陈第华. 医患关系紧张"伦理诊治"的合理性及其限度 [J]. 江苏大学学报 (社
会科学版),2020,22(5):52-63.

[4] 陈直平, 孙晓冬, 程晓东, 等. 人乳头瘤病毒疫苗在成年女性应用中的若
干问题及建议 [J]. 中华预防医学杂志, 2018, 52(9):879-884.

[5] 陈阳. 框架分析：一个亟待澄清的理论概念 [J]. 国际新闻界,2007(04):19-23.

[6] 陈欣钢. 身份、关系、角色：医疗改革媒介话语中的医患建构 [J]. 现代传播 (中
国传媒大学报),2015,37(5):46-50.

[7] 陈曦, 魏红. 媒体不当报道与医患矛盾的危机传播研究 [J]. 现代传播 (中国
传媒大学学报),2014,36(11):165-166.

[8] 崔诣晨, 金阳, 尹昊争. 舆情传播对医患关系的影响——基于社会融合的
视角 [J]. 中国卫生法制 ,2020,28(4):36-40+46.

[9] 戴元光, 韩瑞霞. 我国当前医患关系的现状、问题及原因——基于健康传
播视角的实证分析 [J]. 新闻记者 ,2012(4):15-20.

[10] 董道力. 计算传播视域下医生相关博文传播效果的影响因素和传播特征研
究 [D]. 广东外语外贸大学 ,2020.

[11] 丁徐徐, 温超, 冀丽红, 等. 浅析新形势下医院网站建设与发展 [J]. 中国医

学装备,2012,9(7):52-54.

[12] 关欣,刘兰茹,朱虹,等.美国远程医疗对我国创新实践的启示 [J].中国卫生事业管理,2019,36(8):565-568.

[13] 郭小安,王天翊.新媒体接触、健康信念与 HPV 疫苗接种意向 [J].新闻与传播研究,2020,27(6):58-74,127.

[14] 韩萌.浅谈媒体在医患关系报道中的作用和角色重塑 [J].中国记者,2020(9):110-112.

[15] 郝龙,王志章.互联网负面新闻偏好对患方信任的影响——基于网络新闻大数据与 CSS2013 的实证研究 [J].学术论坛,2018,41(4):38-47.

[16] 郝晓宁,马骋宇,刘志业,等.医患双方对基层医疗卫生信息化建设的满意度研究 [J].卫生经济研究,2020,37(7):6-9.

[17] 洪亚星,董小玉.被仰视的中国:从文本建构到形象塑造——基于纪录片《超级中国》的批评话语分析 [J].新闻界,2015(13):24-29.

[18] 孔凡琼,王琪,段海曦,等.适龄女性对接种 HPV 疫苗重要性认知度的调查研究 [J].中外女性健康研究,2018,(16):196-197.

[19] 李嘉新,郑伟康,李盈.边缘的行走:传统媒体医患关系报道——以 2013 年《中国青年报》为例 [J].中国报业,2014(10):41-42.

[20] 李敬.传播学领域的话语研究——批判性话语分析的内在分野 [J].国际新闻界,2014,36(7):6-19.

[21] 李锋,刘杨.互联网使用、社会信任与患方信任——基于因果中介模型的分析 [J].中国社会心理学评论,2020(1):81-94,185.

[22] 李嘉新,郑伟康,李盈.边缘的行走:传统媒体医患关系报道——以 2013 年《中国青年报》为例 [J].中国报业,2014(10):41-42.DOI:10.13854/j.cnki.cni.2014.10.019

[23] 刘明,常晨光.语料库辅助话语研究的缘起、特征及应用 [J].福建师范大学学报 (哲学社会科学版),2018(1):90-96.

[24] 刘双庆.中国报纸对医患形象的再现研究——基于四起医患暴力冲突事件的叙事分析 [J].当代传播,2016(3):40-44.

[25] 刘伟,梁立波,陶思怡,等.基于 Cite Space 的医患关系领域研究热点与前沿分析 [J].中国医院,2020,24(5):32-35.

[26] 刘伟,梁立波,薛乔丹,等.网络舆情对医患关系影响的文献分析 [J].医学与社会,2020,33(4):6-9.

[27] 刘琦,薛英利,薛婷.人际语用学视角下医患会话中疑问语气特征研究 [J].中国医药导报,2020,17(18):189-192.

[28] 刘也夫,阎立峰.批评话语分析的否思:外域方法与本土创新 [J].新闻界,2022(4):66 75.

[29] 梁舒婷.新冠疫情期间医护人员媒介形象建构研究 [J].新闻前哨,2020(9):68-69.

[30] 罗茜.我国医患会话中医生祈使语气选择特征及其人际意义表达 [J].医学与哲学,2020,41(15):76-78,81.

[31] 毛瑛,谢涛,宁伟.医疗服务质量对患者医患关系感知的影响——基于患者满意度的中介效应分析 [J].西安交通大学学报 (社会科学版),2020,40(6):119-127.

[32] 庞慧敏.论媒体在平衡社会身份与社会公正中的作用——以"医患报道"为视角 [J].现代传播 (中国传媒大学学报),2012,34(4):151-152.

[33] 邱晨,唐铭坚,吴伟晴,等. 大型医院深入开展远程医疗服务探索 [J]. 中华医院管理杂志,2015,31(10) : 775 — 778

[34] 桑利娥.健康中国视角下基层医患关系现况调查及策略研究——基于陕西省基层医疗现状的调查 [J].中国医学伦理学,2020,33(5):605-610.

[35] 苏春艳,吴玥."网络化病人":互联网对患病行为的影响研究 [J].国际新闻界,2019,41(7):41-58.

[36] 苏全有,邹宝刚.近年来中国近代防疫史研究综述 [J].辽宁医学院学报 (社

会科学版),2012,10(1):60-67.

[37] 苏春艳,吴玥."网络化病人":互联网对患病行为的影响研究 [J]. 国际新闻界,2019,41(7):41-58.

[38] 唐士哲 (Shih-Che Tang). 重构媒介? "中介"与"媒介化"概念爬梳 [J]. 新闻学研究, 2014(121):1-39.

[39] 王彦丽,马佳鹏,等.以患者为中心的沟通方法在传染病医患沟通教学中的应用 [J]. 中国继续医学教育,2020,12(23):70-72.

[40] 王天秀,焦剑.医患关系中的患者赋权问题探究——从患者角色的两个维度说起 [J]. 医学与哲学,2019,40(6):8-11,63.

[41] 王秀丽,罗龙翔,赵雯雯.中国健康传播的研究对象、学科建设与方法:基于范式建构理论的内容分析 (2009—2018)[J]. 全球传媒学刊,2019,6(3):34-52.

[42] 王云云,林肖肖,唐东,等.基于 SEGUE 量表测评住院医师医患沟通能力的评价与思考 [J]. 医学教育管理,2022,8(3):361-365,376.

[43] 王秀丽,赵雯雯,袁天添.社会化媒体效果测量与评估指标研究综述 [J]. 国际新闻界,2017,39(4):6-24.

[44] 王晓虹,周彬.医患关系视阈下的健康传播研究述评——以 EBSCO 传播学全文数据库相关文献为样本 [J]. 新闻爱好者,2020(7):93-96.

[45] 王平,王士伟.试论"网络医院"中医患关系问题及对策 [J]. 中国卫生经济,2004(6):76-77.

[46] 王清燕,尹兰义,闫雅鑫,等."五习惯"医患沟通评价量表的构建及信效度研究 [J]. 中国全科医学,2022,25(16):1990-1994,2002.

[47] 吴洪斌.医患沟通与话语竞合:新媒体环境下医患关系的话语沟通 [J]. 山东社会科学,2017(12):116-121.

[48] 吴红雨,江美仪.重塑中的医生与患者媒介形象对公众医疗认知的影响——以《人间世》等四部纪录片为例 [J]. 新闻大学,2020(1):86-100,128.

[49] 吴江,刘冠君,胡仙.在线医疗健康研究的系统综述:研究热点、主题演化和研究方法 [J].数据分析与知识发现,2019,3(4):2-12.

[50] 徐利剑,孟开,魏超,等.北京市公立医院网站访问现状分析 [J].医学与社会,2015,28(8):62-64.

[51] 辛斌,刘辰.van Dijk 的社会——认知话语分析 [J].外语学刊,2017(5):14-19.

[52] 闫婧,李喜根.健康传播研究的理论关照,模型构建与创新要素 [J].国际新闻界,2015,37(11):6-20.

[53] 杨丽,陈上,何晓慧,等.基于互联网的医院社区合作型慢病随访医方价值分析 [J].护理学杂志,2016,31(1):85-88.

[54] 杨微微,袁杰,徐萍萍,等.走进癌症患者:住院期间医患沟通需求的质性研究 [J].医学与哲学,2020,41(17):66-69,75.

[55] 叶砾,冯小玮.医患会话国内外对比研究 [J].医学与哲学,2020,41(20):61-66.

[56] 袁会,蔡骐.从"只有背影"到"华丽转身":"草根逆袭"话语的媒介建构袁会蔡骐 [J].新闻与传播研究,2021,28(5):44-65,126-127.

[57] 徐利剑,孟开,魏超,等.北京市公立医院网站访问现状分析 [J].医学与社会,2015,28(8):62-64.

[58] 张茜茜.沉默的天使——论大众媒体中医务人员话语权的缺失 [A].2006 中国传播学论坛论文集(Ⅱ)[C],2006:10.

[59] 张瑞利,王刚."互联网"医疗服务供给:模式比较及优化路径 [J].卫生经济研究,2022,39(3):32-37.

[60] 张惠娟.医患冲突报道中医生形象的重构 [J].青年记者,2015(2):26-27.

[61] 张肖肖,史金晶,张延炀,等.中国大陆高校大学生人乳头瘤病毒疫苗知晓度和接种意愿 Meta 分析 [J].中国疫苗和免疫,2019,v.25(3):72-76.

[62] 赵昕,王海英.医院官方微信公众号使用行为与医生形象研究 [J].传媒论坛,2020,3(22):8-10.

[63] 周敏,侯颗.患者赋权还是医生本位?——移动医疗应用中线上社会资本

对医患关系的影响研究 [J]. 全球传媒学刊 ,2019,6(3):53-72.

[64] 周晓莹 ,黎莉 ,姚卫光 . 基于广州市某三甲医院医生视角的医患关系及防御性医疗行为研究 [J]. 医学与社会 ,2020,33(4):109-113.

[65] 周懿瑾 ,周智盈 ,佘涌波 . 在线医疗口碑的再传播 :关系强度、疾病严重性与性别的影响 [J]. 国际新闻界 ,2019,41(7):59-74.DOI:10.13495/j.cnki.cjjc.2019.07.005.

[66] 周翔 ,李镓 . 网络社会中的"媒介化"问题 :理论、实践与展望 [J]. 国际新闻界 ,2017,39(4):137-154.DOI:10.13495/j.cnki.cjjc.2017.04.008

[67] 赵富丽 ,段桂敏 ,李家伟 ,等 . 新媒体视域下暴力袭医事件微博情绪特征与应对策略研究——以 7.12 天津暴力袭医事件为例 [J]. 中国卫生事业管理 ,2020,37(6):442-445,476.

[68] 郑满宁 . 缺位与重构 :新媒体在健康传播中的作用机制研究——以北京、合肥两地的居民健康素养调查为例 [J]. 新闻记者 ,2014(9):78-84.

[69] ABDELMUTTI N, HOFFMAN-GOETZ L. Risk messages about HPV, cervical cancer, and the HPV vaccine Gardasil: a content analysis of Canadian and US national newspaper articles [J]. Women & Health, 2009, 49(5): 422-440.

[70] AFFINITO L, FONTANELLA A, MONTANO N, et al. How physicians can empower patients with digital tools: a joint study of the Italian Scientific Society of Internal Medicine (FADOI) and the European Federation of Internal Medicine (EFIM) [J]. Journal of Public Health, 2022, 1-13.

[71] AJANA B. Digital health and the biopolitics of the quantified self [J]. Digital Health, 2017, 3: 1-18.

[72] AMICIZIA D, DOMNICH A, GASPARINI R, et al. An overview of current and potential use of information and communication technologies for immunization promotion among adolescents [J]. Human Vaccines & Immunotherapeutics, 2013, 9(12): 2634-2642.

[73] ALTHEIDE D L. The media syndrome and reflexive mediation [M] // THIMM
C, ANASTASIADIS M, EINSPÄNNER–PFLOCK J. Media logic(s) revisited.
transforming communications. Palgrave Macmillan, 2018: 11–39.

[74] ANHANG R, GOODMAN A, GOLDIE S J. HPV communication: review of
existing research and recommendations for patient education [J]. CA: A Cancer
Journal for Clinicians, 2004, 54(5): 248–259.

[75] ANTHEUNIS M L, TATES K, NIEBOER T E. Patients' and health
professionals' use of social media in health care: motives, barriers and
expectations [J]. Patient Education and Counseling, 2013, 92: 426–431. doi:
10.1016/j.pec.2013.06.020.

[76] ASP K. Mediatization: rethinking the question of Bandura, A. Social cognitive
theory of mass communication. [J]. Media psychology, 2001,3(3), 265–299.

[77] BARON J, HERSHEY C, KUNREUTHER H. Determinants of priority for
risk reduction: the role of worry [J]. Risk Analysis, 2000, 20(4): 413–428.

[78] BECK U. Critical theory of world risk society: a cosmopolitan vision [J].
Constellations, 2009, 16(1): 3–22.

[79] BERRY T R, WHARF–HIGGINS J, NAYLOR P J. SARS wars: an
examination of the quantity and construction of health information in the news
media [J]. Health Communication, 2007, 21: 35–44.

[80] BENSING J. Doctor–patient communication and the quality of care [J]. Social
Science & Medicine, 1991, 32(11): 1301 – 1310.

[81] BEISECKER A E, BEISECKER T D. Using metaphors to characterize
doctor–patient relationships: paternalism versus consumerism [J]. Health
Communication, 1993, 5: 41 – 58.

[82] BIGMAN C A, CAPPELLA J N, HORNIK R C. Effective or ineffective:
attribute framing and the human papillomavirus (HPV) vaccine [J]. Patient

Education and Counseling, 2010, 81: S70−S76.

[83] BOSTROM A. Progress in risk communication since the 1989 NRC report: response to "Four questions for risk communication"by Roger Kasperson [J]. Journal of Risk Research, 2014, 17(10): 1259−1264.

[84] BRASHERS D E, GOLDSMITH D J, HSIEH E. Information seeking and avoiding in health contexts [J]. Human Communication Research, 2002, 28(2): 258−271.

[85] RUBEN B D. Communication theory and health communication practice: the more things change, the more they stay the same [J]. Health Communication, 2016, 31(1): 1−11.

[86] BRODIE M, HAMEL E C, ALTMAN D E, BLENDON R J, BENSON J M. Health news and the American public, 1996 – 2002 [J]. Journal of Health Politics, Policy and Law, 2003, 28: 927 – 950.

[87] BROWN J, CHAPMAN S, LUPTON D. Infinitesimal risk as public health crisis: news media coverage of a doctor−patient HIV contact tracing investigation [J]. Social Science & Medicine, 1996, 43(12): 1685−1695.

[88] BRIONES R, NAN X, MADDEN K, WAKS L. When vaccines go viral: an analysis of HPV vaccine coverage on YouTube [J]. Health Communication, 2012, 27(5): 478−485.

[89] BULLER M K, BULLER D B. Physicians' communication style and patient satisfaction [J]. Journal of Health and Social Behavior, 1987, 28(4): 375−388.

[90] BURGOON J K, PFAU M, PARROTT R, BIRK T, COKER R, BURGOON M. Relational communication, satisfaction, compliance−gaining strategies and compliance in communication between physicians and patients [J]. Communication Monographs, 1987, 54: 307−324.

[91] CALLOWAY C, JORGENSEN C M, SARAIYA M, et al. A content analysis

of news coverage of the HPV vaccine by US newspapers, January 2002 – June 2005 [J]. Journal of Women's Health, 2006, 15(7): 803–809.

[92] CARVALHO A. Media (ted) discourse and society [J]. Journalism Studies, 2008, 9(2): 161–177.

[93] CENTERS FOR DISEASE CONTROL AND PREVENTION. Crisis & emergency risk communication: by leaders for leaders [R]. Atlanta: CDC, 2014.

[94] CHAITCHIK S, KREITLER S, SHARED S, et al. Doctor – patient communication in a cancer ward [J]. Journal of Cancer Education, 1992, 7(1): 41–54.

[95] CHARLEBRIS S, SUMMAN A. A risk communication model for food regulatory agencies in modern society [J]. Trends in Food Science & Technology, 2015, 45: 153–165.

[96] CHANG I J, HUANG R, HE W, et al. Effect of an educational intervention on HPV knowledge and vaccine attitudes among urban employed women and female undergraduate students in China: a cross–sectional study [J]. BMC Public Health, 2013, 13(1): 1–8.

[97] CHEN L. Vulnerable live patients, powerful dead patients: a textual analysis of doctor–patient relationships in popular Chinese medical dramas [J]. Cogent Arts & Humanities, 2019, 6(1): 1622626.

[98] CHOI M J, KIM S H, LEE S, et al. Toward predicting social support needs in online health social networks [J]. Journal of Medical Internet Research, 2017, 19(8): e272.

[99] CLINE R. At the intersection of micro and macro: opportunities and challenges for physician – patient communication research [J]. Patient Education and Counseling, 2003, 50(1): 13–16.

[100] CHARLEBRIS S, SUMMAN A. A risk communication model for food

regulatory agencies in modern society [J]. Trends in Food Science & Technology, 2015, 45: 153−165.

[101] CHEN Y J. E−health: transforming the physician/patient relationship [J]. International Journal of Medical Informatics, 2001, 61(1): 1−10.

[102] CHECTON M G, GREENE K. Elderly patients' heart−related conditions: disclosing health information differs by target [J]. Psychology, Health & Medicine, 2015, 20(5): 594−604.

[103] CHIU Y C. Probing, impelling, but not offending doctors: the role of the Internet as an information source for patients' interactions with doctors [J]. Qualitative Health Research, 2011, 21(12): 1658 − 1666.

[104] CHRISTENSON K C, KIND T. Social media and clinical care: ethical, professional, and social implications [J]. Circulation, 2013, 127(13): 1413−1421.

[105] CHUNG I. Social amplification of risk in the internet environment [J]. Risk Analysis, 2011, 1883−1895.

[106] COMBY E, LELAY Y F, PIÉGAY L. How chemical pollution becomes a social problem. Risk communication and assessment through regional newspapers during the management of PCB pollutions of the Rhône River (France) [J]. Science of the Total Environment, 2014, 482 − 483: 100 − 115.

[107] COVELLO V T, PETERS R G. Women's perceptions of the risks of age−related diseases, including breast cancer: reports from a 3−year research study [J]. Health Communication, 2002, 14(3): 377−395.

[108] COVELLO V, PETERS R, WOJTECKI J, et al. Risk Communication, the West Nile Virus Epidemic, and Bioterrorism: Responding to the Communication Challenges Posed by the Intentional or Unintentional Release of a Pathogen in an Urban Setting [J]. Journal of Urban Health, 2001, 78(2): 327−341.

[109] COULDRY N. Mediatization or mediation? Alternative understandings of the emergent space of digital storytelling [J]. New Media & Society, 2008, 10(3): 373–391.

[110] COULDRY N, HEPP A. Conceptualizing mediatization: contexts, traditions, arguments [J]. Communication Theory, 2013, 23(3): 191–202.

[111] MATUSITZ J, NGWENYAMA O, BAUER R, et al. A critical analysis of media discourse on information technology: preliminary results of a proposed method for critical discourse analysis [J]. Information Systems Journal, 2010, 19(2): 175–196.

[112] CUI X I. Mediatized rituals: understanding the media in the age of deep mediatization [J]. International Journal of Communication, 2019, 13: 14.

[113] D'AMICO R. Medicine and society: plastic surgery is real, not reality TV [J]. Virtual Mentor: american Medical Association Journal of Ethics, 2007, 9: 215‑218.

[114] DOORN N. The blind spot in risk ethics: managing natural hazards [J]. Risk Analysis, 2015, 35(3).

[115] DIBBEILT S, SCHAIDHAMMER M, FLEISCHER C, et al. Patient– doctor interaction in rehabilitation: is there a relationship between perceived interaction quality and long term treatment results? [J]. Die Rehabilitation, 2010, 49(5): 315–325.

[116] DREW P, CHATWIN J, COLLINS S. Conversation analysis: a method for research into interactions between patients and health care professionals [J]. Health Expectations, 2001, 4: 58‑70.

[117] DUCKETT D, BUSBY J. Risk amplification as social attribution [J]. Risk Management, 2013, 15: 132–153.

[118] DUGGAN A P, PARROTT R L. Physicians' nonverbal rapport building

and patients' talk about the subjective component of illness [J]. Human Communication Research, 2001, 27(2): 299−311.

[119] DUNN A G, SURIAN D, LEASK J, et al. Mapping information exposure on social media to explain differences in HPV vaccine coverage in the United States [J]. Vaccine, 2017, 35(37): 5333−5340.

[120] DUTTA−BERGMAN M J. The relation between health−orientation, provider−patient communication, and satisfaction: an individual−difference approach [J]. Health Communication, 2005, 18(3): 291−303.

[121] EMANUEL E J, EMANUEL L L. Four models of the physician−patient relationship [J]. Jama, 1992, 267(16): 2221−2226.

[122] ENTMAN R. Framing: Towards clarification of a fractured paradigm [J]. Journal of Communication, 1993, 43(4): 51−58.

[123] EYSENBACH G, POWELL J, ENGLESAKIS M, et al. Health related virtual communities and electronic support groups: systematic review of the effects of online peer to peer interactions [J]. BMJ: British Medical Journal, 2004, 328(7449): 1166−1170.

[124] FERGIE G, HILTON S, HUNT K. Young adults' experiences of seeking online information about diabetes and mental health in the age of social media [J]. Health Expectations, 2016, 19(6): 1324−1335.

[125] FRIEDERICHS−FITZWATER M M, GILGUN J. Relational control in physician−patient encounters [J]. Health Communication, 2001, 13(1): 75 - 87.

[126] FOX S, DUGGAN M, RAINIE L, et al. The diagnosis difference [R]. Pew Internet & American Life Project, 2013.

[127] FU L Y, ZOOK K, SPOEHR−LABUTTA Z, et al. Search engine ranking, quality, and content of web pages that are critical versus noncritical of human papillomavirus vaccine [J]. Journal of Adolescent Health, 2016, 58(1): 33−39.

[128] GALLAGHER T J. Assessment of a measure of relational communication for doctor–patient interactions [J]. Patient Education and Counseling, 2001, 38–41.

[129] GEIST P, HARDESTY M. Reliable, silent, hysterical, or assured: In their medical decision making [J]. Health Communication, 1990, 2(2): 69–90.

[130] GLIK D. Risk communication for public health emergencies [J]. Annual Review of Public Health, 2007, 28(1): 33–54.

[131] GOMES C, COUSTASSE A. Tweeting and treating how hospitals use twitter to improve care [J]. Health Care Manager, 2015, 34: 213 – 214.

[132] GOLLUST S E, ATTANASIO L, DEMPSEY A, et al. Political and news media factors shaping public awareness of the HPV vaccine [J]. Women's Health Issues, 2013, 23(3): e143–e151.

[133] GRANTHAM S, VIEIRA E Jr. Risk dimensions and political decisions frame environmental communication: a content Analysis of Seven U.S. newspapers From 1970 – 2010 [J]. Applied Environmental Education & Communication, 2014, 13(2): 91–98.

[134] GREENHALGH T, WESSELY S. "Health for me" : a sociocultural analysis of healthism in the middle class [J]. British Medical Bulletin, 2004, 69: 197 – 213.

[135] HABEL M A, LIDDON N, STRYKER J E. The HPV vaccine: a content analysis of online news stories [J]. Journal of Women's Health (2002), 2009, 18(3): 401 – 407.

[136] HJARVAR S. The mediatization of society: a theory of the media as agents of social and cultural change [J]. Nordicom Review, 2008, 29(2).

[137] HJARVAR S. The mediatization of religion: a theory of the media as agents of religious change [J]. Northern Lights: Film & Media Studies Yearbook, 2008,

6(1): 9−26.

[138] HALLAHAN K. Seven models of framing: Implications for public relations [J]. Journal of Public Relations Research, 1999, 11: 205 − 242.

[139] HEPP A. Mediatization and the "molding force" of the media [J]. Communications, 2012, 37(1): 1−28.

[140] HEPP A, HJARVAR S, LUNDBY K. Mediatization: theorizing the interplay between media, culture and society [J]. Media, Culture & Society, 2015, 37(2): 314−324.

[141] HILTON S, HUNT K, LANGAN M, et al. Newsprint media representations of the introduction of the HPV vaccination programme for cervical cancer prevention in the UK (2005 − 2008) [J]. Social Science & Medicine, 2010, 70(6): 942−950.

[142] HOU J R, SHIM M. The role of provider−patient communication and trust in online sources in internet use for health−related activities [J]. Journal of Health Communication, 2010, 15: 186−199.

[143] HUGHES J, CATES J R, LIDDON N, et al. Disparities in how parents are learning about the human papillomavirus vaccine [J]. Cancer Epidemiology and Prevention Biomarkers, 2009, 18(2): 363−372.

[144] ISHIKAWA H, KIUCHI T. Health literacy and health communication [J]. BioPsychoSocial Medicine, 2010, 4(1): 1−5.

[145] ISHIKAWA H, ROTER D L, YAMAZAKI Y, et al. Physician−elderly patient−companion communication and roles of companions in Japanese geriatric encounters [J]. Social Science & Medicine, 2005, 60: 2307 − 2320.

[146] IYENGAR S. How citizens think about national issues: a matter of responsibility [J]. American Journal of Political Science, 1989, 33: 878 − 900.

[147] JAIN P, SLATER M. Provider portrayals and patient − provider

communication in drama and reality medical entertainment television shows [J]. Journal of Health Communication: International Perspectives, 2013, 18(6): 703-722.

[148] JIANG S. The relationship between face-to-face and online patient-provider communication: examining the moderating roles of patient trust and patient satisfaction [J]. Health Communication, 2019, 35(3): 1-9.

[149] JIANG S, STREET R L. Factors influencing communication with doctors via the internet: a cross-sectional analysis of 2014 HINTS survey [J]. Health Communication, 2017, 32(2): 180 - 188.

[150] JIANG S, STREET R L. Factors influencing communication with doctors via the internet: a cross-sectional analysis of 2014 HINTS survey [J]. Health Communication, 2017, 32(2): 180-188.

[151] JIANG S, LIU J. Examining the relationship between Internet health information seeking and patient-centered communication in China: taking into account self-efficacy in medical decision-making [J]. Chinese Journal of Communication, 2020, 13(4): 407-424.

[152] JING L, LI L, MA J, et al. Knowledge and attitudes about human papillomavirus (HPV) and HPV vaccines among women living in metropolitan and rural regions of China [J]. Vaccine, 2009, 27(8): 1210-1215.

[153] JOFFE H. Risk: from perception to social representation [J]. British Journal of Social Psychology, 2003, 42(1): 55-73.

[154] JOHNSON G L, RAMAPRASAD A. Patient-physician relationships in the information age [J]. Marketing Health Services, 2000, 20(1).

[155] KASPERSON R. Four questions for risk communication [J]. Journal of Risk Research, 2014, 17(10): 1233-1239.

[156] KASPERSON R, RENN O, SLOVIC P, et al. The social amplification of

risk: a conceptual framework [J]. Risk Analysis, 1988, 8(2): 177—187.

[157] KEE J W, KHOO H S, LIM I, et al. Communication skills in patient—doctor interactions: learning from patient complaints [J]. Health Professions Education, 2018, 4(2): 97—106.

[158] KELLY B J, LEADER A E, MITTERMAIER D J, et al. The HPV vaccine and the media: how has the topic been covered and what are the effects on knowledge about the virus and cervical cancer? [J]. Patient Education & Counseling, 2009, 77(2): 308—313.

[159] KIM J. The relationship of health beliefs with information sources and HPV vaccine acceptance among young adults in Korea [J]. International Journal of Environmental Research and Public Health, 2018, 15(4): 673.

[160] KIM J N, LEE S. Communication and cybercoping: coping with chronic illness through communicative action in online support networks [J]. Journal of Health Communication, 2014, 19: 775 – 794.

[161] KRIEGER J L, KATZ M L, EISENBERG D, et al. Media coverage of cervical cancer and the HPV vaccine: implications for geographic health inequities [J]. Health Expectations, 2013, 16(3): e1—e12.

[162] LEADER A E, WEINER J L, KELLY B J, et al. Effects of information framing on human papillomavirus vaccination [J]. Journal of Women's Health, 2009, 18(2): 225—233.

[163] LEE P, KWAN T, TAM K, et al. Beliefs about cervical cancer and human papillomavirus (HPV) and acceptability of HPV vaccination among Chinese women in Hong Kong [J]. Preventive Medicine, 2007, 45(2): 130—134.

[164] LI H, ZHANG J, CHEN Z, et al. Prevalence of human papillomavirus genotypes among women in Hunan province, China [J]. European Journal of Obstetrics Gynecology & Reproductive Biology, 2013, 170(1): 202—205.

[165] LIN W Y, ZHANG X, SONG H, et al. Health information seeking in the Web 2.0 age: trust in social media, uncertainty reduction, and self-disclosure [J]. Computers in Human Behavior, 2016, 56: 289−294.

[166] LING Y, PARKIN D M, LI L, et al. Time trends in cancer mortality in China: 1987−1999 [J]. International Journal of Cancer, 2003, 106(5): 771−783.

[167] LOCHMAN J E. Factors related to patients' satisfaction with their medical care [J]. Journal of Community Health, 1983, 9(2): 91−109.

[168] LOFSTEDT E. How can we make food risk communication better: where are we and where are we going? [J]. Food Risk Communication, 2006, 9(8): 869−890.

[169] LOGAN A G. Community hypertension programs in the age of mobile technology and social media [J]. American Journal of Hypertension, 2014, 27(8): 1033 - 1035.

[170] LOVEJOY K, SAXTON G D. Information, community, and action: how nonprofit organizations use social media [J]. Journal of Computer−Mediated Communication, 2012, 17(3): 337 - 353.

[171] LUPTON D. Doctors in the news media: lay and medical audiences' responses [J]. Journal of Sociology, 1998, 34(1): 35−48.

[172] MANNING, P, RAY G B. Setting the agenda: An analysis of neogotiating strategies in clinical talk [J]. Health Communication, 2002,14(4), 451−473.

[173] MATUSITZ J, SPEAR J. Doctor−patient communication styles: a comparison between the United States and three Asian countries [J]. Journal of Human Behavior in the Social Environment, 2015, 25(8): 871−884.

[174] MARGOLIS M A, BREWER N T, SHAH P D, et al. Stories about HPV vaccine in social media, traditional media, and conversations [J]. Preventive Medicine, 2019, 118: 251−256.

[175] MARINO F, ALBY F, ZUCCHERMAGLIO C, et al. Digital technology in medical visits: a critical review of its impact on doctor−patient communication [J]. Frontiers in Psychiatry, 2023, 14.

[176] MCMANUS J. A market - based model of news production [J]. Communication Theory, 1995, 5(4): 301−338.

[177] MCKEE R. Ethical issues in using social media for health and health care research [J]. Health Policy, 2013, 110(2−3): 298−301.

[178] MCCOMAS K A. Perspective on "four questions for risk communication" [J]. Journal of Risk Research, 2014, 17(10): 1273−1276.

[179] MENEFEE H K, THOMPSON M J, GUTERBOCK T M, et al. Mechanisms of communicating health information through Facebook: Implications for consumer health information technology design [J]. Journal of Medical Internet Research, 2016, 18(8): e21.

[180] MEAKIN R, WEINMAN J. The "Medical Interview Satisfaction Scale" (MISS−21) Adapted for British general practice [J]. Family Practice, 2002, 19(3): 257−263.

[181] METZGER M J, FLANAGIN A J. Using web 2.0 technologies to enhance evidence−based medical information [J]. Journal of Health Communication, 2011, 16: 45−58.

[182] MILLER E A. Telemedicine and doctor - patient communication: a theoretical framework for evaluation [J]. Journal of Telemedicine and Telecare, 2002, 8(6): 311−318.

[183] MIIKE Y. An Asiacentric reflection on Eurocentric bias in communication theory [J]. Communication Monographs, 2007, 74(2): 272−278.

[184] MITCHELL K J, YBARRA M L, KORCHMAROS J D, et al. Accessing sexual health information online: use, motivations and consequences for youth

with different sexual orientations [J]. Health Education Research, 2014, 29(1): 147–157.

[185] MITON H, MERCIER H. Cognitive obstacles to pro–vaccination beliefs [J]. Trends in Cognitive Sciences, 2015, 19(11): 633–636.

[186] MONK B J, WILEY D J. Human papillomavirus infections: truth or consequences [J]. Cancer, 2004, 100(2): 225–227.

[187] MOFFAT M, CLELAND J, VAN DER MOLEN T, et al. Sub–optimal patient and physician communication in primary care consultations: its relation to severe and difficult asthma [J]. Primary Care Respiratory Journal, 2006, 15(3): 159–165.

[188] NEVILLE R, MARSDEN W, MCCOWAN C, et al. A survey of GP attitudes to and experiences of email consultations [J]. Journal of Innovation in Health Informatics, 2004, 12(4): 201–205.

[189] NORMAN C D, SKINNER H A. Ehealth literacy: essential skills for consumer health in a networked world [J]. Journal of Medical Internet Research, 2006, 8(2): e9.

[190] ODONE A, FERRARI A, SPAGNOLI F, et al. Effectiveness of interventions that apply new media to improve vaccine uptake and vaccine coverage: a systematic review [J]. Human Vaccines & Immunotherapeutics, 2015, 11(1): 72–82.

[191] ONG L M, DE HAES J C, HOOS A M, et al. Doctor–patient communication: a review of the literature [J]. Social Science & Medicine, 1995, 40(7): 903–918.

[192] ORTIZ R R, SMITH A, COYNE–BEASLEY T. A systematic literature review to examine the potential for social media to impact HPV vaccine uptake and awareness, knowledge, and attitudes about HPV and HPV vaccination [J].

Human Vaccines & Immunotherapeutics, 2019, 15(7−8): 1465−1475.

[193] PETRACCI M, SCHWARZ P K, SÁNCHEZ AVELO V I M, et al. Doctor‐patient relationships amid changes in contemporary society: a view from the health communication field [J]. Health Sociology Review, 2017, 26(3): 266−279.

[194] QUICK B L. The effects of viewing Grey's Anatomy on perceptions of doctors and patient satisfaction [J]. Journal of Broadcasting and Electronic Media, 2009, 53(1): 38 − 55.

[195] RESSLER P K, BRADSHAW Y S, GUALTIERI L, et al. Communicating the experience of chronic pain and illness through blogging [J]. Journal of Medical Internet Research, 2012, 14(5): e143.

[196] RIDD M, SHAW A, LEWIS G, et al. The patient‐doctor relationship: a synthesis of the qualitative literature on patients' perspectives [J]. British Journal of General Practice, 2009, 59(561): e116−e133.

[197] ROSS S E, MOORE L A, EARNEST M A, et al. Providing a web−based online medical record with electronic communication capabilities to patients with congestive heart failure: Randomized trial [J]. Journal of Medical Internet Research, 2004, 6(2): e12.

[198] ROTER D L, STEWART M, PUTNAM S M, et al. Communication patterns of primary care physicians [J]. JAMA: The Journal of the American Medical Association, 1997, 277(4): 350−356.

[199] ROTER D, LARSON S. The Roter interaction analysis system (RIAS): utility and flexibility for analysis of medical interactions [J]. Patient Education and Counseling, 2002, 46(4): 243−251.

[200] ROCKVILLE MD. Communicating in a crisis: risk communication guidelines for public officials [R]. U.S. Department of Health and Human Services, Public

Health Service, 2002.

[201] SANG T, ZHOU H, LI M, et al. Investigation of the differences between the medical personnel's and general population's view on the doctor−patient relationship in China by a cross−sectional survey [J]. Globalization and Health, 2020, 16(1): 1−12.

[202] SCARPACI J L. Help−seeking behavior, use, and satisfaction among frequent primary care users in Santiago de Chile [J]. Journal of Health and Social Behavior, 1988, 29(1): 199−213.

[203] SCHINKEL S, SCHOUTEN B C, STREET R L, et al. Enhancing health communication outcomes among ethnic minority patients: The effects of the match between participation preferences and perceptions and doctor−patient concordance [J]. Journal of Health Communication, 2016, 21(12): 1251−1259.

[204] SCHIAVO R. The rise of e−health: current trends and topics on online health communications [J]. Journal of Medical Marketing, 2008, 8(1): 9−18.

[205] SKIRBEKK H, MIDDELTHON A L, HJORTDAHL P, et al. Mandates of trust in the doctor − patient relationship [J]. Qualitative Health Research, 2011, 21(9): 1182−1190.

[206] SENDRA A, FARRE J. Communicating the experience of chronic pain through social media: patients' narrative practices on Instagram [J]. Journal of Communication in Healthcare, 2020, 13(1): 46−54.

[207] SCHULZ W. Reconstructing mediatization as an analytical concept [J]. European Journal of Communication, 2004, 19(1): 87−101.

[208] SLATER M, LONG M, BETTINGHAUS E, et al. News coverage of cancer in the United States: a national sample of newspapers, television, and magazines [J]. Journal of Health Communication, 2008, 13: 523−537.

[209] SHI J, JIANG Y, HU P, et al. A surveying study on social satisfaction to

current doctor−patient relationship in China [J]. Journal of Service Science and Management, 2015, 8(5): 695.

[210] SLATER M D, JAIN P. Teens' attention to crime and emergency programs on television as a predictor and mediator of increased risk perceptions regarding alcohol−related injuries [J]. Health Communication, 2011, 26(1): 94−103.

[211] SMITH R C, HOPPE R B. The patient's story: integrating the patient− and physician−centered approaches to interviewing [J]. Annals of Internal Medicine, 1991, 115(6): 470−477.

[212] SARASOHN−KAHN J. The wisdom of patients: health care meets online social media [R]. California HealthCare Foundation, 2008.

[213] SLOVIC P. Trust, emotion, sex, politics, and science: surveying the risk− assessment battlefield [J]. Risk Analysis, 1999, 19(4): 689−701.

[214] STREET R L. Information−giving in medical consultations: the influence of patients' communicative styles and personal characteristics [J]. Social Science & Medicine, 1991, 32(5): 541−548.

[215] STREET R L, MAKOUL G, ARORA N K, et al. How does communication heal? Pathways linking clinician‑patient communication to health outcomes [J]. Patient Education and Counseling, 2009, 74(3): 295−301.

[216] TANG L, GUAN M. Rise of health consumerism in China and its effects on physicians' professional identity and the physician‑patient relationship and communication [J]. Health Communication, 2018, 33(5): 636−642.

[217] TONIA T. Social media in public health. Is it used and is it useful? [J]. International Journal of Public Health, 2014, 59: 889−891.

[218] THOMPSON P. Ethics and risk communication [J]. Science Communication, 2012, 34(5): 618−641.

[219] TOZZI A E, BUONUOMO P S, DEGLI ATTI M L C, et al. Comparison of

quality of internet pages on human papillomavirus immunization in Italian and in English [J]. Journal of Adolescent Health, 2010, 46(1): 83−89.

[220] VAN DIJK T. Principles of critical discourse analysis [J]. Discourse & Society, 1993, 4(2): 249−283.

[221] VAN LEEUWEN T, WODAK R. Legitimizing immigration control: a discourse historical analysis [J]. Discourse Studies, 1999, 1(1): 83−118.

[222] VAN DER EIJK M, FABER M J, AARTS J W M, et al. Using online health communities to deliver patient−centered care to people with chronic conditions [J]. Journal of Medical Internet Research, 2013, 15(6): e115.

[223] VON FRIEDERICHS−FITZWATER M M, GILGUN J. Relational control in physician−patient encounters [J]. Health Communication, 2001, 13(1): 75−87.

[224] VOOGT S J, PRATT K, ROLLET A. Patient communication: practical strategies for better interactions [J]. Family Practice Management, 2022, 29(2): 12−16.

[225] WANG L, WANG J, WANG M, et al. Using Internet search engines to obtain medical information: a comparative study [J]. Journal of Medical Internet Research, 2012, 14(3): e74.

[226] WANZER M B, BOOTH−BUTTERFIELD M, GRUBER K. Perceptions of health care providers' communication: relationships between patient−centered communication and satisfaction [J]. Health Communication, 2004, 16(3): 363−384.

[227] WALTHER J B, PARKS M R. Cues filtered out, cues filtered in: Computer−mediated communication and relationships [M] // Handbook of interpersonal communication, 3. 529−563.

[228] WITTE K. Predicting risk behaviors: Development and validation of a

diagnostic scale [J]. Journal of Health Communication, 1996, 1(4): 317−342.

[229] YANG H, GUO X, WU T. Exploring the influence of the online physician service delivery process on patient satisfaction [J]. Decision Support Systems, 2015, 78(5): 113−121.

[230] YOO S W, KIM J, LEE Y. The effect of health beliefs, media perceptions, and communicative behaviors on health behavioral intention: an integrated health campaign model on social media [J]. Health Communication, 2018, 33(1): 32−40.

[231] ZHANG H. The shift in the narrative of doctor−patient communication and the cultivation of medical information exchange communication based on the information technology era [J]. Mobile Information Systems, 2022, 1−11.

[232] ZHENG X, RODRÍGUEZ−MONROY C. The development of intelligent healthcare in China [J]. Telemedicine and E−Health, 2015, 21: 443−448.

学位论文:

[1] 陈步伟. 新医改背景下医生媒介形象研究 [D]. 南京:南京大学,2013.

[2] 崔敏钿. 新浪微博健康传播研究 [D]. 长沙:湖南大学,2014.

[3] 贺文迪. 香港 HPV 疫苗的新闻报道研究 [D]. 广州:暨南大学.

[4] 江爱霞.《中国青年报》医患关系报道研究 [D]. 南昌:南昌大学,2014.

[5] 施立. 在线医疗社区激励机制对医生交流情感影响研究 [D]. 武汉:武汉大学,2018.

[6] 孙少晶. 媒介化社会:概念解析、理论发展和研究议题 [J]. 载马凌,蒋蕾. 媒介化社会与当代中国 [M]. 上海:复旦大学出版社,2011:3-8.

[7] 万阳. "医患纠纷" 的媒介呈现 [D]. 合肥:安徽大学,2015.

[8] 阳欣哲. 媒体传播对医患关系影响研究 [D]. 上海:上海交通大学,2012.

[9] 苑青青. 媒体医患冲突报道的责任归因研究 [D]. 广州:广东外语外贸大

学 ,2020.

[10] 尹宇晓 . HPV 疫苗媒体报道研究 [D]. 杭州：浙江传媒学院 , 2019.

[11] 张翔 . 医疗服务过程中医患非对称信息及互动模式研究 [D]. 武汉：华中科技大学 ,2007.

[12] 郑宣 . 基于认知差异的医患冲突的治理研究 [D]. 长春：吉林大学 ,2020.

[13] Wang, Q. Doctor-patient communication and patient satisfaction: a cross-cultural comparative study between China and the US [D]. Purdue University, 2010.

论文集中的析出文献：

[1] BAI C. E-health in China [M] // THUEMMLER C, BAI C. Health 4.0: How virtualization and big data are revolutionizing healthcare. Cham, Switzerland: Springer International Publishing, 2017: 155-185.

[2] BANDURA A. Social cognitive theory of mass communication [M] // BRYANT J, OLIVER M B. Media effects: advances in theory and research. 2nd ed. Mahwah, NJ: Erlbaum, 2009: 94-124.

[3] ECKLER P, WORSOWICZ G M, DOWNEY K. Improving physician-patient communication [M] // PARKER J C, THORSON E. Health communication in the New Media Landscape. New York: Springer, 2009: 283-320.

[4] COVELLO V, SANDMAN P. Risk communication: Evolution and revolution [M] // WOLBARST A. Solutions to an environment in peril. John Hopkins University Press, 2001: 164-178.

[5] GILES H, COUPLELAND N, COUPLELAND J. Accommodation theory: communication, context, and consequence [M] // GILES H, COUPLELAND N, COUPLELAND J. Context of accommodation: developments in applied

sociolinguistics. Cambridge: Cambridge University Press, 1991: 1−68.

[6] GOODNIGHT G T. When reasons matter most: Pragma−dialectics and the problem of informed consent [M] // HOUTLOSSER P, VAN REES A. Considering pragma−dialectics. Mahwah, NJ: Lawrence Erlbaum Associates, 2006: 75−86.

[7] FISCHOFF B, BOSTROM A, QUADREL M. Risk perception and communication [M] // DETELS R, McEWAN J, BEAGLEHOLE R, HEINZ J (Eds.). Oxford textbook of public health: the methods of public health. 4th ed. New York: Oxford University Press, 2002.

[8] MURERO M, RICE R E. E−health research [M] // MURERO M, RICE R E. The internet and health care: theory, research and practice. Mahwah, NJ: Lawrence Erlbaum Associates, 2006: 3−26.

[9] PIDGEON N, HENWOOD K. The social amplification of risk framework (SARF): theory, critiques, and policy implications [M] // BENNETT P, CALMAN K, CURTIS S, FISCHBACHER−SMITH D. Risk Communication and public health. Oxford: Oxford University Press, 2010: 53−68.

[10] ROTER D, MCNEILIS K S. The nature of the therapeutic relationship and assessment of its discourse assessment of its discourse in routine medical visits [M] // THOMPSON T L, DORSEY A M, MILLER K I, PARROTT R. Handbook of health communication. Mahwah, NJ: Lawrence Erlbaum Associates, 2003: 121−137.

[11] STREET R L. Communication in medical encounters: an ecological perspective [M] // THOMPSON T L, DORSEY A M, MILLER K I, PARROTT R. Handbook of health communication. Mahwah, NJ: Lawrence Erlbaum Associates, 2003: 63−93.

[12] STRÖMBÄCK J, ESSER F. Mediatization of politics: towards a theoretical framework [M] // Mediatization of politics: understanding the transformation of

western democracies. London: Palgrave Macmillan UK, 2014: 3–28.

[13] VAN DIJK T A. Critical discourse analysis [M] // TANNEN D, SCHIFFRIN D, HAMILTON H. Handbook of discourse analysis. Oxford: Blackwell, 2001: 352–371.

报纸文章：

[1] 田玲玲 . 热播纪录片《人世间》导演：生命以痛吻我，我却报之以歌 [N]. 南方都市报，2019-01-23,（14）.

[2] 若愚 . 为了互联网诊疗健康发展 [N]. 经济日报，2020-8-23（7）.

电子文献：

[1] 车丽 .《中国医师执业状况白皮书》发布 盘点各国医师执业环境与收入状况 [EB/OL]. （2018-01-12）[2022-04-18]. http://china.cnr.cn/qqhygbw/20180112/t20180112_524097019.shtml.

[2] 国务院办公厅 . 关于促进"互联网＋医疗健康"发展的意见［A/OL］.(2018-04-28). http: / /www.gov.cn /zhengce /content /2018-04 /28 /content_5286645. htm.

[3] RUC 新闻坊 . 医患冲突：十年复诊 | 数据新闻作品系列 [EB/OL] . （2021-10-20）[2022-04-18].https://mp.weixin.qq.com/s/PRfbvUZSxYjwNj91i8_4gA.

[4] 新华社 . 李克强签署国务院令公布《医疗纠纷预防和处理条例》[EB/OL]. （2018-08-31）[2020-05-01]. http://paper.people.com.cn/rmrb/html/2018-09/01/nw.D110000renmrb_20180901_1-03.htm.

[5] 周姝祺 . 超过半数医师月收入低于 7500，认为当前医患关系紧张 [N/OL]. 界面新闻，（2021-04-23）[2020-05-01]. https://www.jiemian.com/article/5982064.html

附录 1

关系传播量表 Relational Communication Scale (Burgoon, 1987)

Items	Strongly Agree	Agree	Uncertain	Disagree	Strongly Disagree
I .IMMEDIACY/AFFECTION					
A1 The doctor was intensely involved in our conversation	1	2	3	4	5
A2 The doctor found the conversation stimulating	1	2	3	4	5
A3 The doctor communicate coldness rather than warmth	1	2	3	4	5
II . SIMILARITY/DEPTH					
A4 The doctor made me feel he/ she was similar to me	1	2	3	4	5
III . RECEPTIVITY/TRUST					
A5 The doctor was interested in talking with me	1	2	3	4	5

Items	Strongly Agree	Agree	Uncertain	Disagree	Strongly Disagree
A6 The doctor was willing to listen to me	1	2	3	4	5
A7 The doctor was open to my concerns	1	2	3	4	5
Ⅳ. COMPOSURE					
A8 The doctor was bothered while talking with me	1	2	3	4	5
A9 The doctor was calm and poised with me	1	2	3	4	5
A10 The doctor felt very relaxed talking with me	1	2	3	4	5
Ⅴ. FORMALITY					
A11 The doctor made the interaction very formal	1	2	3	4	5
Ⅵ. DOMINANCE					
A12 The doctor attempted to persuade me	1	2	3	4	5
A13 The doctor didn't attempt to influence me	1	2	3	4	5
Ⅶ. EQUALITY					
A14 The doctor considered me as an equal	1	2	3	4	5

附录 2

医疗会话满意度调查 Medical Interview Satisfaction Survey（MISS-21）

Items	Strongly Agree	Agree	Uncertain	Disagree	Strongly Disagree
B1 The doctor told me just what my trouble is	1	2	3	4	5
B2 After talking with the doctor, I know just how serious my illness is	1	2	3	4	5
B3 The doctor told me all I want to know about my illness	1	2	3	4	5
B4 I am not really certain about how to follow the doctor 's advice	1	2	3	4	5
B5 After talking with the doctor, I have a good idea of how long it will be before I am well again	1	2	3	4	5
B6 The doctor seemed interested in me as a person	1	2	3	4	5
B7 The doctor seemed warm and friendly to me	1	2	3	4	5

续表

Items	Strongly Agree	Agree	Uncertain	Disagree	Strongly Disagree
B8 The doctor seemed to take my problems seriously	1	2	3	4	5
B9 I felt embarrassed while talking with the doctor	1	2	3	4	5
B10 I felt free to talk to this doctor about private matters	1	2	3	4	5
B11 The doctor gave me a chance to say what was really on my mind	1	2	3	4	5
B12 I really felt understood by my doctor	1	2	3	4	5
B13 The doctor did not allow me to say everything I had wanted about my problems	1	2	3	4	5
B14 The doctor did not really understand my main reason for coming	1	2	3	4	5
B15 This is a doctor I would trust with my life	1	2	3	4	5
B16 The doctor seemed to know what (s)he was doing	1	2	3	4	5
B17 The doctor has relieved my worries about my illness	1	2	3	4	5
B18 The doctor seemed to know just what to do for my problem	1	2	3	4	5
B19 I expect that it will be easy for me to follow the doctor 's advice	1	2	3	4	5
B20 It may be difficult for me to do exactly what the doctor told me to do	1	2	3	4	5
B21 I'm not sure the doctor's treatment will be worth the trouble it will take	1	2	3	4	5

附录3

北京地区健康信息沟通效果调查

您好,此问卷为北京社科基金支持的医患沟通科研项目的组成部分。本研究的目的是考查医患交流与患者满意度的关系。医生交流方式的不同会带来不同的患者满意度。通过这些研究,我们可以完善关于建议的理论以及用理论更好地指导实践,改善当下的医患关系,提高患者满意度。感谢您拨冗参与!

您的性别: [单选题] *

○ A 男	○ B 女

您的年龄: [单选题] *

○ A 25 岁以下	○ B 26 ~ 35 岁	○ C 36 ~ 45 岁	○ D 45 岁以上

您的最高学历: [单选题] *

○ A 高中 / 中专及以下	○ B 大专	○ C 本科	○ D 硕士及以上

您是否有过与医生当面沟通的经历? [单选题] *

○有
○没有 (请跳至第 37 题)

我与医生沟通时，医生积极参与我们的对话。[单选题]*

很不同意	○ 1	○ 2	○ 3	○ 4	○ 5	很同意

我感受到医生从我们的对话中获得启发。[单选题]*

很不同意	○ 1	○ 2	○ 3	○ 4	○ 5	很同意

医生让我觉得他和我是相似的。[单选题]*

很不同意	○ 1	○ 2	○ 3	○ 4	○ 5	很同意

我认为医生有兴趣和我交谈。[单选题]*

很不同意	○ 1	○ 2	○ 3	○ 4	○ 5	很同意

医生愿意听我说话。[单选题]*

很不同意	○ 1	○ 2	○ 3	○ 4	○ 5	很同意

医生可以理解和接受我的担忧。[单选题]*

很不同意	○ 1	○ 2	○ 3	○ 4	○ 5	很同意

医生在与我沟通时是冷静和镇定的。[单选题]*

很不同意	○ 1	○ 2	○ 3	○ 4	○ 5	很同意

医生跟我说话时是放松的状态。[单选题]*

很不同意	○ 1	○ 2	○ 3	○ 4	○ 5	很同意

医生与我的交流很正式。[单选题]*

很不同意	○ 1	○ 2	○ 3	○ 4	○ 5	很同意

在沟通中，医生试图说服我。[单选题]*

很不同意	○ 1	○ 2	○ 3	○ 4	○ 5	很同意

医生认为我和他是平等的。[单选题]*

很不同意	○ 1	○ 2	○ 3	○ 4	○ 5	很同意

医生只告诉我的病是什么。[单选题]*

很不同意	○ 1	○ 2	○ 3	○ 4	○ 5	很同意

跟医生谈过后，我只知道我的病有多严重。[单选题] *

很不同意	○ 1	○ 2	○ 3	○ 4	○ 5	很同意

医生告诉了我想知道的所有关于我的病的信息。[单选题] *

很不同意	○ 1	○ 2	○ 3	○ 4	○ 5	很同意

我不确定如何按照医生的嘱咐来做。[单选题] *

很不同意	○ 1	○ 2	○ 3	○ 4	○ 5	很同意

与医生沟通后，我知道康复需要多长时间。[单选题] *

很不同意	○ 1	○ 2	○ 3	○ 4	○ 5	很同意

医生对我是热情和友好的。[单选题] *

很不同意	○ 1	○ 2	○ 3	○ 4	○ 5	很同意

医生看起来能够认真对待我的问题。[单选题] *

很不同意	○ 1	○ 2	○ 3	○ 4	○ 5	很同意

我觉得跟医生交谈有些拘束。[单选题] *

很不同意	○ 1	○ 2	○ 3	○ 4	○ 5	很同意

我能自由地和医生讨论私人问题。[单选题] *

很不同意	○ 1	○ 2	○ 3	○ 4	○ 5	很同意

医生不让我把对自己的病的想法都说出来。[单选题] *

很不同意	○ 1	○ 2	○ 3	○ 4	○ 5	很同意

我感受到医生真的理解我。[单选题] *

很不同意	○ 1	○ 2	○ 3	○ 4	○ 5	很同意

与医生交流时，我没机会说出所有想说的话。[单选题] *

很不同意	○ 1	○ 2	○ 3	○ 4	○ 5	很同意

这个医生我觉得可以把我的生命交给他。［单选题］*

很不同意	○ 1	○ 2	○ 3	○ 4	○ 5	很同意

医生缓解了我对病情的忧虑。［单选题］*

很不同意	○ 1	○ 2	○ 3	○ 4	○ 5	很同意

医生知道如何解决我的问题。［单选题］*

很不同意	○ 1	○ 2	○ 3	○ 4	○ 5	很同意

我觉得很难完全按医生说的做。［单选题］*

很不同意	○ 1	○ 2	○ 3	○ 4	○ 5	很同意

我刚接受的医疗服务质量基本完美。［单选题］*

很不同意	○ 1	○ 2	○ 3	○ 4	○ 5	很同意

我在就诊前会自己上网搜寻相关信息。［单选题］*

很不同意	○ 1	○ 2	○ 3	○ 4	○ 5	很同意

我会期待我和医生的交流与电视剧 / 电视节目中看到的一样。［单选题］*

很不同意	○ 1	○ 2	○ 3	○ 4	○ 5	很同意

我认为在线与医生进行沟通是有效的。［单选题］*

很不同意	○ 1	○ 2	○ 3	○ 4	○ 5	很同意

我认为改善健康信息沟通效果应该靠医生。［单选题］*

很不同意	○ 1	○ 2	○ 3	○ 4	○ 5	很同意